SpringerWien NewYork

Michael P. Leitner
Christina Maslach

Burnout erfolgreich vermeiden

Sechs Strategien, wie Sie
Ihr Verhältnis zur Arbeit verbessern

SpringerWienNewYork

Prof. Dr. Christina Maslach
Universität von Kalifornien, Berkeley, Kalifornien

Prof. Dr. Michael P. Leiter
Acadia Universität, Nova Scotia, Kanada

Titel der englischen Originalausgabe:
„Banishing Burnout: Six Strategies for Improving Your Relationship with Work"
Copyright ©2005 by John Wiley & Sons, Inc.
Published by Jossey-Bass
A Wiley Imprint
989 Market Street, San Francisco, CA 94103-1741 www.josseybass.com

Übersetzt: Mag. Barbara Lidauer

©2007 Springer-Verlag/Wien
Printed in Austria

Satz: Composition & Design Services, Minsk, Belarus
Druck und Bindearbeiten: Strauss GmbH, Mörlenbach, Deutschland

Umschlagbild: Stone/Silhouette of people looking at light, at end of
tunnel, rear view/George Diebold Photography
Reproduktion mit freundlicher Genehmigung

Gedruckt auf säurefreiem, chlorfrei gebleichtem Papier – TCF

SPIN: 11892892

Bibliografische Informationen der Deutschen Bibliothek
Die Deutsche Bibliothek verzeichnet diese Publikation in der Deutschen
Nationalbibliografie; Detaillierte bibliografische Daten sind im Internet
über http://dnb.d-nb.de abrufbar.

ISBN 978-3-211-48635-1 SpringerWienNewYork

Danksagung

Wir möchten hiermit den vielen Personen danken, die an unseren Umfragen, Interviews oder Fokusgruppen teilgenommen und diese Strategien genutzt haben, um die Qualität ihres Arbeitslebens zu verbessern. Die Erkenntnisse, die wir aus der Arbeit mit engagierten Menschen, die ihre Arbeit wirklich wichtig nehmen, gewonnen haben, haben dieses Buch erst möglich gemacht.

Inhaltsverzeichnis

Kapitel 1

Ihr Job und Sie

Probleme bei der Arbeit können Sie hart treffen:
- Es schmerzt so sehr.
- Mir wurde Unrecht getan.
- Es ist nicht so, wie es sein sollte.
- Es treibt mich noch in den Wahnsinn.
- Ich bin fuchsteufelswild und werde es nicht länger hinnehmen.
- Haltet die Welt an, ich will aussteigen.

Kommt Ihnen das bekannt vor?

Wenn Sie sich in einer Beziehung mit jemandem, der für Sie wichtig ist, befinden und die Dinge immer schlimmer zu werden scheinen, dann ist es wahrscheinlich, dass Sie diese Gedanken und Gefühle erleben. „Warum funktioniert diese Beziehung nicht? Liegt es an mir? Oder liegt es an der anderen Person? Was kann ich tun, um die Dinge in Ordnung zu bringen?" Es ist nicht immer einfach, die Antworten auf diese Fragen zu finden. So kann es frustrierend und ermüdend sein zu versuchen, mit einer schwierigen Beziehung fertig zu werden.

Aber nehmen wir mal an, dass es stattdessen Ihr *Job* ist, der Sie deprimiert. Hat Ihre Beziehung zur Arbeit eine Ähnlichkeit mit Ihrer Beziehung zu Menschen? Es stellt sich heraus, dass die Antwort ja ist. Ihr Verhältnis zu Ihrem Job ist ein bedeutender Teil Ihres Lebens. Tatsächlich kann es sein, dass Sie mehr Zeit mit ihm verbringen als mit Freunden oder Ihrer Familie. Diese Beziehung verlangt Ihnen viel ab, aber im Gegenzug gibt sie Ihnen auch etwas zurück. Ihr Sinn für Individualität und Ihr Selbstwertgefühl könnten völlig von diesem Job eingenommen werden. Wenn eine Beziehung so wichtig ist, dann wollen Sie, dass sie so gut wie möglich ist. Vielleicht hoffen Sie sogar, dass sie die perfekte Partie wird und dass Sie glücklich und zufrieden bis an Ihr Lebensende leben. Doch Tatsache ist, dass eine wichtige Beziehung eine Menge Pflege und Energie erfordert – Zeit, Bemühung, Einsatz und die Hingabe dabeizubleiben, in guten wie in schlechten Zeiten – das gilt für Ihr Verhältnis zur Arbeit ebenso wie für Ihre persönlichen Beziehungen.

In jeder Beziehung gibt es zwei Schlüsselspieler: Sie und der/die andere. Im Falle eines Arbeitsverhältnisses sind das Sie und Es (Ihre persönliche Einstellung zur Arbeit anstatt zu Personen). Doch noch entscheidender ist die Beziehung *zwischen* diesen zwei Spielern. Wenn Sie gut übereinstimmen und zusammenpassen, dann werden Sie Ihrer Arbeit verbunden sein. Sie werden glücklich, tatkräftig und selbstbewusst sein und die Bereitschaft haben, sich zu einem langfristigen produktiven Verhältnis zu verpflichten. Doch wenn Sie schlecht zusammenpassen und es zwischen Ihnen und Ihm ein größeres Ungleichgewicht gibt, dann werden Sie Burnout erfahren. Sie werden unglücklich, erschöpft und zynisch sein und bereit zu kündigen, um die Beziehung für einen anderen Job aufzugeben.

Leiden Sie an Burnout?

Wenn Sie Burnout überfällt, dann haben Sie ein großes Problem. Burnout ist weit mehr nur als sich niedergeschlagen zu fühlen oder einen schlechten Tag zu haben. Es ist ein chronischer Zustand des Nicht-im-Einklang-Seins mit Ihrer Arbeit, der eine große Krise in Ihrem Leben darstellen kann.

⊚ *Burnout ist verlorene Energie.* Sie sind ständig mit Arbeit überhäuft, gestresst und erschöpft. Sie schlafen schlecht, und sogar wenn Sie gut geschlafen haben, sind Sie bald wieder völlig erschöpft. Sie versuchen vielleicht zu entfliehen und eine Zeit lang abzuschalten, doch wenn Sie zurückkommen, ist Ihr Verhältnis zu Ihm noch immer gleich schlecht wie zuvor. Es fordert sehr viel von Ihnen, mitunter sogar unverhältnismäßig viel, und verlangt weit mehr, als Sie zu geben fähig sind.

⊚ *Burnout ist verlorene Begeisterung.* Ihre ursprüngliche Leidenschaft ist verblasst und wurde durch negativen Zynismus ersetzt. Alles in Ihrem Job geht Ihnen gegen den Strich: Die Kunden sind eine Belastung, Chefs stellen eine Bedrohung dar und Kollegen eine Plage. Die besonderen Fähigkeiten, die Sie in die Beziehung eingebracht haben – Ihre Sachkenntnis, Ihre kreativen Ideen, Ihr Feingefühl – haben ihren Reiz verloren und scheinen uninteressant geworden zu sein. Anstatt die zusätzliche Mühe auf sich zu nehmen und Ihr Bestes für Es zu tun, bringen Sie nur das absolute Minimum ein.

⊚ *Burnout ist verlorenes Vertrauen.* Ohne Energie und aktive Beteiligung an Ihrer Arbeit ist es schwer, einen Grund zum Weitermachen zu finden. Je weniger erfolgreich Sie sich fühlen, umso mehr werden Zweifel an Ihrem Selbstwertgefühl nagen. Wenn Ihre Beziehung zu Ihm Sie fix und fertig macht, kann es schwierig sein, sich einen Ausweg aus diesem Trübsinn vorzustellen.

Klingt schlimm? Da haben Sie Recht. Wenn Sie dieses Buch lesen, kennen Sie vielleicht den persönlichen Schmerz von Burnout bereits allzu gut. Aber die Auswirkung Ihres Verhältnisses zu Ihm hat weitere, sich allmählich ausbreitende Folgen. Ihre körperliche Gesundheit und Ihr geistiges Wohlbefinden werden sich wahrscheinlich verschlechtern, und Sie werden mit höherer Wahrscheinlichkeit krank und deprimiert werden. Die Qualität Ihrer beruflichen Leistung wird abnehmen, und Sie werden in der Zusammenarbeit mit anderen weniger effektiv werden. Die negative Stimmung Ihres Verhältnisses zu Ihm wird auf Ihre Beziehungen zu Familie und Freunden übergreifen und wird Ihre ganze Welt ein bisschen weniger heiter machen.

Sie sind nicht alleine

Dies ist nicht nur Ihr Problem. Sie sind bei weitem nicht der einzige Mensch, der sich so fühlt. Tatsächlich haben Sie viel Gesellschaft. Burnout ist das größte Berufsrisiko des einundzwanzigsten Jahrhunderts. Es ist ein Phänomen, das überall zunimmt, das in jeden Winkel eines modernen Arbeitsplatzes kriecht, wie ein Virus wächst und die zunehmend befremdete, desillusionierte, ja sogar verärgerte Beziehung, die Menschen heute zu Ihrer Berufswelt haben, vergiftet.

⊚ Man schätzt, dass Stress am Arbeitsplatz die US-Wirtschaft 300 Milliarden Dollar an Krankheitszeit, Langzeiterwerbsunfähigkeit und übermäßig häufigem Jobwechsel kostet.

⊚ Eine Studie der Harvard School of Public Health kam zu dem Ergebnis, dass stressige Jobs für die Gesundheit von Frauen so schlecht wie Rauchen und Fettleibigkeit sind. Sie ermittelte übermäßige Beanspruchung, mangelhafte Entscheidungskontrolle und schlechte persönliche Beziehungen am Arbeitsplatz als die Hauptquellen von Stress.

⊚ Unbeschäftigte und unzufriedene Beschäftigte kosten die britische Wirtschaft beinahe 46 Milliarden Pfund pro Jahr an geringer Produktivität und verloren gegangenen Arbeitstagen.

⊚ Ansprüche aus Langzeiterwerbsunfähigkeit basierend auf Stress, Burnout und Depressionen sind die am schnellsten wachsende Kategorie von Ansprüchen in Nordamerika und Europa.

Diese erschreckenden Zahlen reflektieren die finanzielle Auswirkung, doch lassen sie die persönliche Auswirkung außer Acht: Die Menschen verlieren die Freude und Befriedigung, die aus diesem entscheidenden Verhältnis herrührt. All ihre Hoffnungen und Träume auf ein wunderbares Leben werden durchkreuzt oder bleiben ihnen versagt. Anstatt so viel wie möglich vom Leben zu bekommen, fühlen sie sich unterdrückt und ausgenützt.

Warum also haben so viele von uns so große Schwierigkeiten mit ihrem Verhältnis zu Ihm? Die Antwort liegt in dem größeren Zusammenhang, in dem die Beziehung stattfindet – der Friss-oder-stirb-Arbeitsumgebung von heute. Als sich das zwanzigste Jahrhundert dem Ende zuneigte, gab es bereits klare Anzeichen für einen gesellschaftlichen, politischen und wirtschaftlichen Kontext, in dem Burnout zu einem immer größeren Problem wurde. Wir haben es in das nächste Jahrtausend geschafft, doch sind Beispiele für Verbesserungen schwer auszumachen.

Was läuft so in der Arbeitswelt?

Die Arbeitsumgebung hat ihre menschlichen Dimensionen verloren. Die folgenden sind nur einige Entwicklungen, die eine Auswirkung auf das Verhältnis der Beschäftigten zu ihrer Arbeit haben:

1. Die Unternehmenswelt ist nun gewaltiger und weiter von den Sorgen der normalen Menschen entfernt als je zuvor. Unternehmenszusammenschlüsse und Betriebsübernahmen reduzieren Firmenkulturen auf einen Nenner, in welchem Gemeinsamkeiten schwer zu finden sind. Ein florierendes, unabhängiges Unternehmen wird zu einem unbedeutenden Geschäftsbereich innerhalb einer größeren „Strategie" oder eines Prozesses, über den niemand Kontrolle zu haben scheint. Ein paar Leute in den Toppositionen, die auf den Finanzmärkten lauern, schaffen es, ein unglaubliches Vermögen von Gesellschaften abzuschöpfen, doch die Personen der mittleren Ebene, wie Sie vielleicht, werden überhaupt nicht reicher. Und schlimmer als das, Sie fühlen sich vielleicht nicht anerkannt, unterbezahlt und von neuen Anforderungen ausgenutzt. Von Ihnen wird erwartet, dass Sie mehr und dies schneller tun. Vielleicht haben Sie einige Zuwendungen verloren, und viele rund um Sie haben ihre Arbeit gleich ganz verloren. Der öffentliche Sektor hält sich nicht viel besser. Die Regierungen fassen öffentliche

Unternehmen in größere Konzerne zusammen, die von einer erkennbaren Gemeinschaft in zunehmendem Maße getrennt sind. Die Kontrolle sehr großer, aber unzureichender Budgets nimmt mehr Leitungsaufmerksamkeit in Anspruch, als sie Leistungen bringt. Detaillierte Vorschriften von weit entfernten Dienststellen bestimmen in großem Maße, wie Sie Ihre Arbeitstage verbringen. Das ist keine freundliche Welt da draußen.

2. Gesellschaften versuchen weiterhin krampfhaft, den Wert des Unternehmens auf dem Papier für die kurzfristigen Gewinne einiger weniger zu steigern. Strategisch platzierte Einzelpersonen haben ein unglaubliches Vermögen angehäuft, indem sie aus dem von Generationen engagierter Manager und Arbeiter geschaffenen Wert Kapital geschlagen haben. Und anstatt diese Trendentwicklung zu kontrollieren, folgen die Regierungen ihrem Beispiel. Auf jeder Regierungsebene scheint es einen Massenandrang zur Schuldenanhäufung zu geben, die noch zukünftige Generationen belasten wird.

3. Die Ausgliederung von Dienstleistungen und der Jobexport in Entwicklungsländer setzen die Zerrüttung der Arbeitswelt postindustrialisierter Länder fort. Die Schwierigkeiten hören nicht mit dem Verlust des Arbeitsplatzes in den Regionen, in welchen die Arbeit verloren ging, auf. Die Kommunikation mit Mitarbeitern in anderen Teilen der Welt bedeutet, dass die Arbeit zu Zeiten außerhalb der üblichen Arbeitszeit getan werden muss, wodurch der Arbeitstag zur Arbeitsnacht und zum Arbeitswochenende ausgedehnt wird und „rund um die Uhr" sowohl zu einer Belastung als auch zu einer Annehmlichkeit wird. Exportierte Arbeitsplätze sind sogar für das Bestimmungsland ein zweischneidiges Schwert. In Guangdong in China zum Beispiel hat sich der Lebensstandard von Millionen Menschen verschlechtert, als ihr durchschnittlicher Monatslohn von $ 50 bis $ 70 seine Kaufkraft durch die Inflation eingebüßt hat. Gleichzeitig sind wir alle schmerzlich damit vertraut, wie es die nachhaltige Industrialisierung in China während des letzten Jahrzehnts schaffte, die Möglichkeiten für nordamerikanische Arbeitskräfte, die ihre Jobs verlieren, zu verringern.

4. Es wird zunehmend offensichtlich, dass einige bedeutende Akteure in den nordamerikanischen und europäischen Wirtschaften Kapital aus den besonders niedrigen Löhnen und Bezügen schlagen, die Immigranten in einem dubiosen, wenn nicht völlig illegalen, Dienstverhältnis gezahlt werden. Diese Menschen bieten viele Vorteile der exportierten Arbeitsplätze, während man sich die Mühe spart, diese zu exportieren. Vor einigen Jahren noch gab die Beschäftigung einer illegalen Ausländerin als unterbezahltes

Kindermädchen Stoff für einen politischen Skandal. Heute werden auf dem Unternehmenssektor Geschäfte auf diese Art gemacht.

5. Die Informationstechnologie produziert weiterhin eine Menge toller, unterhaltsamer Geräte zunehmender Komplexität, Leistung und Vielseitigkeit. Zweifellos können sie die Effektivität einer Person im Umgang mit schwierigen Problemen erhöhen und den Kunden ein ausgezeichnetes Kundenservice bieten. Aber sie sind aufdringlich. Und ihre Aufdringlichkeit ist im Laufe der Zeit schlimmer geworden. Mobiltelefone, ein erforderlicher Teil des Berufslebens, können in unsere private Zeit eindringen, Schlafgewohnheiten stören und somit Erholungsphasen durcheinanderbringen. Darüber hinaus wird es immer schwieriger, öffentliche Orte zu finden, die frei von Verkäufern sind, die telefonisch potentielle Käufer checken, oder Leuten, die am Telefon einfach nur plaudern. Der Vorteil von E-Mails wird durch die Schikanen von Spams, Viren und Würmern zunichte gemacht. Die Liste von Passwörtern, die man sich merken muss, ist endlos lang, und das überall vorhandene und zugängliche Internet ist ein Ort geworden, an dem man viel Zeit mit Spielen, Zerstreuung, Einkaufen und der Suche nach belangloser Information vergeudet. Obwohl dies vielfach attraktiv erscheint, gehört zur computergestützten Unterhaltung das Sitzen vor einem Bildschirm, das der Arbeitsumgebung vieler Berufstätiger so sehr gleicht, dass es kaum als wirksames Mittel der Erholung von den Anforderungen des Berufs fungieren kann.

6. Die Zentralisierung von Macht in großen Organisationen zieht weiterhin die Macht von den Arbeitnehmern an vorderster Front ab. Zentralisierte Abläufe erlauben eine straffere Betriebsführung auf Kosten der Reaktionsfreudigkeit. Dieser Ansatz ist auch in Regierungen in Nordamerika und Europa zu sehen, wo Erlässe die Ermessensfreiheit von Beschäftigten im öffentlichen Dienst zur Nutzung ihres Urteilsvermögens bei der Behandlung von Problemen bei der Arbeit reduzieren. Obwohl diese Vorgangsweisen den Gesetzgebern eine größere Zuversicht bieten, dass ihre Pläne verwirklicht werden, untergraben sie die Selbständigkeit der Menschen in einer Vielzahl von Berufen, darunter auch des Gesundheits- und Bildungswesen.

7. Ein schlechtes gesellschaftliches Engagement von Unternehmen spiegelt sich in überhöhten Vergütungen der Managementebene wider. Das zeichnet sich auch in anderer Form ab. Der Enron-Skandal war das spektakulärste Beispiel für einen räuberischen Ansatz der Unternehmensführung im Umgang mit seinen Kunden, Aktionären und Mitarbeitern. Multinationale Unternehmen sind auf der ganzen Welt zum Ziel ernster politischer Opposition

geworden. Einige Wirtschaftsprüfungsunternehmen haben diesen Gesellschaften gerne dabei geholfen, ihre Spuren zu verwischen. Obwohl es einen krassen Gegensatz zwischen der überhandnehmenden Gier von Führungskräften und der Ungerechtigkeit gibt, die Mitarbeiter in Form von zunichtegemachten Pensionen erfahren haben, ist die Regierung entweder unfähig oder abgeneigt, die Verursacher der Katastrophe zu belangen.

8. Die Auswirkungen des Terrorismus in Nordamerika führen zu zusätzlichem Unbehagen im Arbeitsleben. Die Ereignisse des 11. September 2001 waren ein Angriff auf die arbeitende Bevölkerung, die Mehrheit davon arbeitete im zivilen Bereich. Zur Arbeit zu gehen wurde gefährlicher. Weißes Pulver in einem Briefumschlag könnte zur Räumung eines Gebäudes führen. Das Öffnen von Paketen könnte Furcht einflößend sein. Bei erhöhter nationaler Warnstufe, dem so genannten „Orange Alert", mit nur vagen Hinweisen auf unbekannte Bedrohungen, die sich wie ein Horoskop an einem wirklich schlechten Tag lesen, steigt der Pegel der im Hintergrund herrschenden Angst gleich um einen weiteren Grad oder sogar zwei.

9. Die Reaktion auf die Sicherheitsbedrohung in den USA und Kanada hat die Auswirkung der anfänglichen Angriffe verstärkt. Der Zeitaufwand, die Unannehmlichkeit und oftmals Sinnlosigkeit von Sicherheitskontrollen auf Flughäfen erhöhen den Reisestress, da große Fluglinien, die kurz vor dem Bankrott stehen, die Qualität ihres Services drastisch reduzieren. Geschäftsreisen verzehren durch ihre anspruchsvollen, sich aufdrängenden Anforderungen mehr Energie und Geduld als je zuvor.

10. Die finanziellen Erfordernisse für erhöhte Sicherheit haben eine große Auswirkung auf öffentliche Dienstleistungseinrichtungen. Da Regierungsmittel auf Heimatschutz, internationale Polizeiarbeit, Friedenssicherung und Kriege verlagert wurden, wurden Mittel für Krankenhäuser, Schulen und Sozialeinrichtungen zunehmend verringert, während der Bedarf an diesen Diensten aber weiterhin anwächst.

11. Die Nachrichtenmedien haben herausgefunden, dass Terror die Aufmerksamkeit der Menschen auf sich zieht und somit ihre Einschaltquoten mehr als andere Berichte erhöht. Im immer heftiger werdenden Konkurrenzkampf um Fernsehzuseher ist die Programmgestaltung von Nachrichtensendungen zu einer Litanei von Bedrohungen, Ängsten und tatsächlichen täglichen Katastrophen geworden. Terroristen werden im Besitz eines enormen und vielschichtigen Arsenals chemischer und biologischer Stoffe als Ergänzung zu ihrem Lager an Waffen, Munition und auf dem

Schwarzmarkt erworbenen thermonuklearen Vorrichtungen dargestellt. Und natürlich fehlen die fürchterlichen Bilder tatsächlicher Gräueltaten nicht – riesige Flächenbrände, brennende Fahrzeuge und Häuser, verstümmelte Körper, das Blut verwundeter Männer, Frauen und Kinder – alles hautnah und in Farbe.

12. Aber da ist noch mehr, um Sie zu entmutigen! Von allen Teilen der Erde kommen neue Wellen antibiotikaresistenter Bakterien und tödlicher Viren wie SARS. Da immer mehr Menschen starke Medikamente nehmen, um das eine oder andere Problem zu lösen, tauchen tödliche Nebenwirkungen auf. Ernährungsforscher stellen ständig heimtückische, durch den Verzehr unseres Lieblingsessens verursachte Auswirkungen fest. Gewaltverbrechen und Bandenkriege, die von der Polizei nur schwer unter Kontrolle zu bringen sind, werden in vielen Großstädten zu einem normalen Begleitumstand des Lebens. Und die Liste geht weiter. Sie können Stunden vor dem Fernseher verbringen und dabei von heimtückischen, vielfältigen Bedrohungen für Sie und alles, was Ihnen lieb und teuer ist, erfahren.

Angesichts dieser anspruchsvollen neuen Welt, in der wir leben, ist es kein Wunder, dass unser Verhältnis zur Arbeit unter zunehmender Belastung steht. Jeder versucht, mit diesen sich ständig verändernden gesellschaftlichen, wirtschaftlichen und auch moralischen Dingen fertig zu werden. Doch in Zeiten wie diesen, wenn die Situation schwierig ist, ist es besonders wichtig, eine gute, feste Arbeitsbeziehung zwischen Ihnen und Ihm zu haben. Sie hoffen und flehen vielleicht, dass Es die Führung übernimmt, die Dinge regelt und alles in Ordnung bringt. Und in einigen wenigen Fällen ist das auch so, da einige Unternehmen versuchen, die Qualität des Arbeitslebens zu verbessern. Bedauerlicherweise versuchen andere Firmen aber, die Situation auszunützen, ohne auf die Auswirkung auf Sie und andere Personen Rücksicht zu nehmen. Aber es ist höchst wahrscheinlich, dass an Ihrem Arbeitsplatz einfach so vor sich hin gewurstelt wird und den Umständen entsprechend das Beste getan wird.

All das bedeutet also, dass Sie bei der Verbesserung Ihres Verhältnisses nicht auf Es zählen können. Sie werden somit wohl selbst Lösungen finden müssen. Und das ist der Grund, warum wir dieses Buch geschrieben haben: um Ihnen ein neues Verständnis für Ihre gegenwärtige Situation mit Ihm zu geben und Ihnen einige neue Ideen und neue Werkzeuge zu bieten, um dieses Verhältnis ein großes Stück besser zu machen.

Was also soll man tun?

Das ist vielleicht nicht das erste Mal, dass Sie daran denken, Burnout anzusprechen. In einer Welt des Gesundheitsfanatismus – Diäten, Fitnessprogramme, Massagen, Yoga und tausend andere Dinge, die gut für Sie und manchmal sogar angenehm sind – muss es einen Weg geben, einen gesünderen, weniger anstrengenden Lebensstil zu entwickeln. In einer Welt von Meditation, Medikation und Mediation sollte es eine Möglichkeit geben, den Geist von zynischen, entmutigenden Gedanken frei zu machen. In einer Welt, die einen endlosen Vorrat an Managementlaunen produziert, muss es einen Ansatz geben, der Ihr Selbstbewusstsein stärkt. Zahllose Einzelpersonen, Regierungsbehörden und große Beratungsfirmen haben sich der Verbesserung Ihres Gesundheitszustandes, Ihrer Begeisterung für die Arbeit und Ihrer potentiellen Produktivität verschrieben.

Denn Sie sind nicht der erste Mensch, der ein schwieriges Verhältnis zu seiner Arbeit hat. Es gibt da draußen bereits viele landläufige Meinungen darüber, was Sie tun sollten. Sehen wir uns zuerst einmal einige dieser erprobten (aber nicht immer richtigen) Ansätze an, damit Sie nicht nur ihre Stärken, sondern auch ihre Unzulänglichkeiten sehen.

Machen Sie gute Miene zum bösen Spiel

Ein herkömmlicher Ansatz zur Verringerung von Burnout ist es gewesen, abzuwarten bis es „verschwindet", bis sich Ihre Arbeitsumgebung zu einem Ort entwickelt, der genau so ist, wie Sie ihn mögen. Das ist eine einfache Strategie. Sie erfordert keine Anstrengung, kein Verständnis, kein Risiko. Aber Sie müssen sich eine Frage stellen: Bin ich ein geduldiger Mensch? Wie lange werde ich darauf warten, dass dieses Verhältnis zu Ihm genau richtig ist? Ewig? Sie dürfen nicht zu lange warten, denn sonst sind Sie vielleicht eine völlig andere Person, wenn die Dinge so sind, wie Sie diese jetzt gerade gerne hätten. Eine Strategie des Abwartens zu verfolgen mag zwar keine Mühe machen, doch sie wird wahrscheinlich auch nichts nützen.

Entfliehen Sie dem Alltag

Manchmal, wenn Ihnen Ihr Verhältnis zu Ihm bis hierhin steht, dann müssen Sie sich eine Zeit lang frei nehmen. Das könnte einen langen Urlaub nötig machen oder sogar eine Trennung auf Probe, so als wenn Sie eine vorübergehende Freistellung in Anspruch nehmen. Beide Ansätze haben einige klare Vorzüge. Ruhe und Entspannung im Urlaub können Ihnen helfen, sich zu erholen, und geben Ihnen die Kraft, mit den Herausforderungen bei der Arbeit fertig zu werden. Inneren Frieden und Freude zu finden, während Sie weg sind, wird Ihnen helfen, die Dinge, die Sie plagen, etwas länger als zuvor zu ertragen. Urlaub zu nehmen verschafft Ihnen vielleicht eine neue Perspektive über Ihr Verhältnis zu Ihm. Vielleicht finden Sie sogar, dass Es, verglichen mit den Alternativen da draußen, eigentlich nicht so schlecht ist, oder vielleicht entdecken Sie, dass Ihre Beziehung wirklich sehr gestört ist.

Aber der Punkt ist, dass sich Ihr Job nicht ändern wird, während Sie weg sind. Alles wird noch immer da sein, wenn Sie zurückkommen. Trotz der Vorteile, die eine Pause von Ihm mit sich bringt, ist der Nachteil, dass das Verhältnis überhaupt nicht besser werden wird. Und wenn es wirklich gestört ist, wird es Sie weiter zermürben. Sie können nicht damit rechnen, so lange durchzuhalten.

Lassen Sie es gut sein

Wenn Ihr Verhältnis mit Ihm wirklich schlecht ist, könnte eine vorübergehende Trennung nicht genug sein. Sie entscheiden sich vielleicht für eine Scheidung. Es für ein anderes zu verlassen, kann Sie aus einer schlechten Beziehung herausholen, aber es garantiert nicht unbedingt, dass das Nachfolgende besser sein wird. Wir haben darüber in weiterer Folge noch mehr zu sagen, falls Sie sich trotz aller Bemühungen, die Beziehung zu verbessern, der Realität der Beendigung derselben stellen müssen. Es ist wichtig zu verstehen, wie man es vermeidet, die gleichen Fehler noch einmal zu machen. Die Werkzeuge in diesem Buch werden Ihnen dabei helfen.

In einigen Fällen entscheiden Sie sich vielleicht dafür, Es zu verlassen, aber sehen sich niemals nach einem anderen um. Angesichts des gesundheitlichen Preises, den Sie in Ihrem Arbeitsverhältnis gezahlt haben, wird Ihr „Unterhalt" ein langfristiger Erwerbsunfähigkeitsanspruch sein. Das ist für viele ein schlimmer Zustand. Langfristige Erwerbsunfähigkeit ist eine Lösung mit einem Haken, da sie Sie als aus der Arbeitswelt draußen definiert. Wenn Sie einmal als draußen, krank, arbeitsunfähig gekennzeichnet sind, kann es ziemlich schwer sein, wieder hineinzugelangen. Auch wenn Sie ein Leben mit Erwerbsunfähigkeitszahlungen reizvoll finden, so ist es ein Lebensstil, der ständig gefährdet ist, durch den Träger der Zahlungen plötzlich beendet zu werden. Sie verlieren die Kontrolle über die Gestaltung Ihrer Zukunft. Vom Standpunkt einer Einzelperson ist das eine armselige Lösung für Burnout.

Bringen Sie Ihre Gedankenwelt in Ordnung

Wenn das Verhältnis zu Ihm wirklich schlecht wird und wenn Sie unter ernsten emotionalen Folgen leiden, dann brauchen Sie vielleicht therapeutische Beratung. Psychotherapie kann Ihnen helfen, Ihre Probleme zu erkennen und Sie in eine Gemütsverfassung bringen, in der Sie entscheiden, was Sie gegen diese Probleme tun werden. Dies kann somit ein wichtiger erster Schritt sein, sich von Burnout zu erholen. Doch die Einschränkung ist, dass sich die therapeutische Behandlung auf Sie alleine und nicht auf Es konzentriert. Anders gesagt, sie ist keine Art der Paarberatung, bei der beide Parteien in der Beziehung die Probleme zu lösen versuchen.

Finden Sie heraus, worum es geht

Wenn Ihr Verhältnis zu Ihm immer schlechter wird, dann müssen Sie sich vielleicht der wichtigen Frage stellen: „Warum sind wir zusammen?" Gibt es etwas Besonderes an Ihrer Arbeit, das trotz der Stressfaktoren alles lohnenswert macht? Ein inbrünstig aufgabenorientiertes Unternehmen mit Werten, die Sie teilen, kann ein fesselnder Arbeitsplatz sein. So können verschiedenartige Prozesse die Aufgaben und Werte verdeutlichen und gegen Burnout wirken, indem die Hauptziele des Unternehmens ausgesprochen und die Mitarbeiter zur Erreichung dieser angeregt werden.

Leider bringen es diese Werte abklärenden Prozesse selten weiter als die hochtrabenden Phrasen, aus denen diese hervorgehen. Um effektiv zu sein müssen diese Werte eindeutig mit Schlüsselaspekten des täglichen Berufslebens verbunden sein, wie die Leistungsbeurteilung Ihres Vorgesetzten oder die Belohnungsstruktur für Ihre Arbeitsgruppe. Sind jedoch die Aufgabe und Werte nur eine Menge süß klingender Floskeln, dann gibt es keine sehr solide Basis für Ihr Verhältnis zu Ihm.

Können Sie es besser machen?

Wenn eine Beziehung nicht dem entspricht, was man sich vorgestellt hat, besteht ein natürlicher Hang dazu, herauszufinden, was los ist, und jemandem die Schuld dafür zu geben. „Das Problem ist Es – es ist Ihm egal. Es ist nicht gut genug. Es vermasselt alles." Oder – „Es ist alles meine Schuld. Was ist nur los mit mir? Warum mache ich das weiterhin?" Wenngleich es einen läuternden Nutzen hat, sich oder Ihm die Schuld zu geben, so ist dies keine Strategie, um eine mit Problemen belastete Beziehung zu verbessern.

Stattdessen müssen Sie sich auf das konzentrieren, was richtig sein könnte, und herausfinden, welche Veränderungen Sie dorthin bringen könnten. Es gibt drei verschiedene Stellen, an denen Sie eine Veränderung ansetzen können: die zwei Hauptspieler (Sie und Es) und die Beziehung zwischen ihnen.

Sie können versuchen, sich selbst zu ändern

Ein Ansatz ist, dass Sie aus sich selbst einen besseren Menschen machen. Wie können Sie erfolgreicher und attraktiver für den Job sein? Wenn Sie neue Fähigkeiten entwickeln oder die Art, wie Sie mit anderen arbeiten, reformieren, werden Sie vielleicht mehr in die Beziehung mit Ihm einbringen und diese dadurch verbessern. In Ihrer Firma gibt es vielleicht Trainingsmöglichkeiten, oder aber Sie können in der Vielzahl von Selbsthilfebüchern, die heute auf dem Markt sind, Lösungen finden.

Sie können versuchen, Es zu ändern

Ein weiterer Ansatz ist, Veränderungen an Ihrem Job vorzunehmen. Es gibt einige Dinge, die Sie für sich selbst tun können (wie das Verhandeln über einen Wechsel von Position oder Kompetenzen). Andere Veränderungen werden nicht nur Sie, sondern auch einige unmittelbare Kollegen betreffen (wie ein Prozess zur Verbesserung der Entscheidungsfindung im Team). Diese werden es erfordern, dass Sie mit diesen Schlüsselpersonen gemeinschaftlich arbeiten.

Es ist auch möglich, größere und bessere Veränderungen an Ihrem kompletten Arbeitsbereich anzustreben (wie transparentere Richtlinien bei Beförderungen). Hier ist die Herausforderung, die Unternehmensumgebung in einer Weise umzugestalten, welche die Gesundheit und Effektivität aller Einzelpersonen, die in ihr arbeiten, fördert. Das ist keine leichte Aufgabe. Jede Initiative zur Erreichung dieses Ziels wird die Unterstützung und das Bemühen von vielen Personen im ganzen Unternehmen erfordern, von der oberen Führungsschicht bis zu den einfachen Mitarbeitern. Eine solche Vorgehensweise kann Angst machen, aber sie kann bewerkstelligt werden. In der Tat haben wir genau eine derartige Organisationsstrategie entwickelt, die dazu gedacht ist, eine Nachkontrolle des organisatorischen Wohlbefindens zu bieten. An anderer

Stelle[1] beschreiben wir diesen Ansatz und zeigen einige der wichtigsten Werkzeuge. Doch über diesen Unternehmensansatz sprechen wir in diesem Buch nicht. Wir sprechen vielmehr darüber, was Sie selbst tun können.

Sie können versuchen, das Verhältnis zwischen Ihm und Ihnen zu ändern

Der dritte Ansatz konzentriert sich auf die Art der Beziehung zwischen Ihm und Ihnen. Passen Sie gut zusammen? Oder sind Sie nicht im Einklang und erleben eine Loslösung? Wenn die Beziehung funktionieren soll, müssen Sie herausfinden, wie Sie eine bessere Übereinstimmung finden. Diese Lösungen können einen besseren Austausch (Sie geben und Sie bekommen) umfassen sowie bessere Kompromisse (Sie gewinnen einiges, Sie büßen einiges ein). Sie müssen erkennen, was geändert werden kann und was nicht. Um realitätsnah zu sein, müssen Sie vielleicht etwas weniger Fantasie gebrauchen. Letztendlich müssen Sie verstehen, warum Ihnen die Beziehung wichtig ist und Ihren Einsatz verdient. Und ist sie's nicht, dann müssen Sie sich vielleicht der Entscheidung stellen, Es für ein anderes zu verlassen.

Sechs Strategien, wie Sie Ihr Verhältnis verbessern

Wie repariert man also eine kaputte Beziehung? Wenn die Lage schlecht ist und alles nach unten zeigt, fühlen Sie sich wahrscheinlich überfordert und von all dem überwältigt. Und der wohlmeinende Rat, den Sie von Freunden und Ihrer Familie oder von einer Vielzahl an Selbsthilfebüchern bekommen, fügt sich vielleicht nur noch zu Ihren Gefühlen der Überlastung und Verwirrtheit hinzu. Wie kommen Sie mit dieser schwierigen und frustrierenden Situation zurecht? Was haben Sie vor, um die Sache besser zu gestalten? Wie fangen Sie überhaupt damit an, das alles zu verstehen?

Die Antwort liegt in der Zahl *sechs*. In sechs Bereichen Ihres Verhältnisses zu Ihm liegen die größten Problempunkte. Sechs entsprechende Strategien werden Ihnen helfen, Lösungen für jene Probleme zu finden. Dieses Buch wird Ihnen zeigen, wie Sie ermitteln, welcher der sechs Bereiche der entscheidende Ausgangspunkt für Sie ist.

---

[1] S. dazu Leiter/Maslach „Preventing Burnout and Building Engagement" (Anm. d. Ü.)

Für jeden der sechs *strategischen Bereiche* gibt es einen Zusammenhang zwischen einer guten und schlechten Harmonie zwischen Ihnen und Ihm. Die Beziehung kann reibungslos verlaufen oder nicht im Einklang sein. Betrachten wir nun jeden dieser strategischen Bereiche im Hinblick darauf, wie Sie Ihre Beziehung mit Ihm beschreiben würden.

Arbeitsbelastung

Ein großes Ungleichgewicht in diesem Bereich Ihrer Beziehung bedeutet, dass Ihre Arbeitsbelastung zu groß, zu schwierig, zu dringend oder einfach zu furchtbar ist. Diese Überbelastung nährt die Erschöpfung, die am Beginn von Burnout steht. Wie fühlen Sie sich bei Ihm in dieser Art von Beziehung? Sie sagen wahrscheinlich Folgendes: „Es ermüdet mich", „Es verlangt zu viel von mir", „Es ist so kleinlich und verlangt von mir, zu viel mit zu wenig Unterstützung zu tun", „Es fordert ständig und lässt mich nie zur Ruhe kommen" oder „Es lässt mich im Stich, wenn die Dinge schlecht laufen".

Um mit diesem Ungleichgewicht fertig zu werden, müssen Sie eine *Arbeitsbelastungsstrategie* einsetzen. Diese Strategie wird Ihnen zuerst dabei helfen herauszufinden, welche Art des Ungleichgewichts das größte Problem für Sie darstellt – *Erschöpfung, übermäßige Verfügbarkeit, Zeitdruck* oder *zu viel Arbeit*. Sie wird Sie dann auf die entsprechenden Zielvoraussetzungen für eine Problembeseitigung hinweisen – *Belastbarkeit, ungestörte Arbeitszeit, Zeitmanagement* oder *Verringerung des Arbeitspensums* – und die Schritte Ihres eigenen Aktionsplans vorbereiten.

Wenn Sie Fortschritte dabei machen, mit diesem Ungleichgewicht fertig zu werden, dann können Sie das Tempo Ihrer Arbeit in einer Weise bestimmen, die es Ihnen erlaubt, Ihre größtmögliche Energie während des ganzen Arbeitstages beizubehalten. Und Ihr Verhältnis zu Ihm? Letztendlich wird Ihre Reaktion irgendwie so klingen: „Es stellt zumutbare Anforderungen, Es drängt mich ein bisschen, aber nicht zu viel", „Sogar wenn Es viel von mir verlangt, erkennt Es meine Grenzen und respektiert meine Zeit für mich", „Es gibt mir, was ich benötige, um die Dinge gut zu machen" oder „Wenn das Vorankommen mühsam wird, unternimmt Es besondere Anstrengungen, mir zu helfen und mich zu unterstützen".

Kontrolle

Ein großes Ungleichgewicht in diesem Bereich Ihrer Beziehung bedeutet, dass Sie Probleme mit Autorität und Macht erfahren. Ihre

Kontrollmöglichkeiten über das, was Sie tun, sind eingeschränkt oder kaum vorhanden, und Sie haben bei der Arbeit nicht viel zu sagen. Wie fühlen Sie sich bei Ihm in dieser Art von Beziehung? Sie sagen wahrscheinlich Folgendes: „Es sagt mir immer, was und wie ich etwas zu tun habe, so als ob Es das besser wüsste als ich", „Es kritiziert mich immer im Nachhinein und hebt meine Entscheidungen auf", „Es agiert so, als ob Es meine Ideen nicht brauchen oder schätzen würde" oder „Es ignoriert mich".

Um mit diesem Ungleichgewicht fertig zu werden, müssen Sie eine *Kontrollstrategie* einsetzen. Diese Strategie wird Ihnen zuerst dabei helfen herauszufinden, welche Art des Ungleichgewichts das größte Problem für Sie darstellt – *in allen Bereichen kontrolliert zu werden, ineffektive Vorgesetzte* oder *ineffektive Teams*. Sie wird Sie dann auf die entsprechenden Zielvoraussetzungen für eine Problembeseitigung hinweisen – *mehr Autonomie, gemeinsame Führung* oder *eine Wiederherstellung des Teams* – und die Schritte Ihres eigenen Aktionsplans vorbereiten.

Wenn Sie Fortschritte dabei machen, mit diesem Ungleichgewicht fertig zu werden, dann werden Sie über die Fähigkeit verfügen, Entscheidungen zu treffen, die Ihre Arbeit tangieren, sowie mehr Freiheit erreichen, um auf die Weise zu arbeiten, die Ihnen am geeignetsten erscheint. Und Ihr Verhältnis zu Ihm? Letztendlich wird Ihre Reaktion irgendwie so klingen: „Es fragt nach meiner Meinung", „Es unterstützt die Wahl, die ich treffe", „Es gibt mir die Freiheit, das zu tun, was ich für das Beste halte" oder „Es schätzt, was ich in die Beziehung bei der Arbeit einbringe".

Belohnung

Ein großes Ungleichgewicht in diesem Bereich Ihrer Beziehung bedeutet, dass Sie Probleme mit Anerkennung, Freude und Entlohnung, die Sie von Ihrer Arbeit bekommen, durchmachen. Kein Teil der Arbeit ist honorierend oder befriedigend, und niemand scheint zu bemerken oder sich dafür zu interessieren, was Sie geleistet haben. Wie fühlen Sie sich bei Ihm in dieser Art von Beziehung? Sie sagen wahrscheinlich Folgendes: „Es hält mich für selbstverständlich", „Es ignoriert die besonderen Dinge, die ich mache", „Es kümmert es nicht wirklich, ob ich das, was ich tue, gern tue" oder „Es scheint mich zu vergessen, wenn alles gut läuft".

Um mit diesem Ungleichgewicht fertig zu werden, müssen Sie eine *Belohnungsstrategie* einsetzen. Diese Strategie wird Ihnen zuerst dabei helfen herauszufinden, welche Art des Ungleichgewichts das größte Problem für Sie darstellt – *unzureichende Entlohnung, mangelnde Anerkennung* oder *unbefriedigende Arbeit*. Sie wird Sie dann auf die entsprechenden Zielvoraussetzungen für eine Problembeseitigung hinweisen – *mehr Geld, Anerkennung* oder *bessere Arbeitsaufgaben* – und die Schritte Ihres eigenen Aktionsplans vorbereiten.

Wenn Sie Fortschritte dabei machen, mit diesem Ungleichgewicht fertig zu werden, dann werden Sie Ihre Arbeit genießen, Sie werden sich über die Auswirkung, die diese hat, freuen, und andere Menschen werden Ihre Bemühungen in einer bedeutsamen Weise bemerken. Und Ihr Verhältnis zu Ihm? Letztendlich wird Ihre Reaktion irgendwie so klingen: „Es lässt mich immer wissen, wie gut ich bin", „Es anerkennt meine Talente und mein Potential und schenkt mir Beachtung", „Es macht, dass das Leben Spaß macht und interessant ist" oder „Es ist stolz auf mich".

Gemeinschaft

Ein großes Ungleichgewicht in diesem Bereich Ihrer Beziehung bedeutet, dass Sie Probleme in der sozialen Gemeinschaft an Ihrem Arbeitsplatz durchmachen. Egal ob es zankende Arbeitskollegen, herablassende Chefs, nachtragende Untergebene oder schwierige Kunden sind, Ihr Sozialleben ist voller Stress und Konflikte. Wie fühlen Sie sich bei Ihm in dieser Art von Beziehung? Sie sagen wahrscheinlich Folgendes: „Es gibt mir nicht die soziale Unterstützung, die ich benötige", „Es unterstützt mich nicht, wenn es einen Konflikt zwischen mir und anderen gibt", „Es weiß nicht, wie schwierige soziale Situationen zu behandeln sind" oder „Es isoliert mich von anderen Menschen".

Um mit diesem Ungleichgewicht fertig zu werden, müssen Sie eine *Gemeinschaftsstrategie* einsetzen. Diese Strategie wird Ihnen zuerst dabei helfen herauszufinden, welche Art des Ungleichgewichts das größte Problem für Sie darstellt – *Trennung, schlechte Kommunikation* oder *Entfremdung*. Sie wird Sie dann auf die entsprechenden Zielvoraussetzungen für eine Problembeseitigung hinweisen – *Konfliktlösung, bessere Kommunikation* oder *Einigkeit* – und die Schritte Ihres eigenen Aktionsplans vorbereiten.

Wenn Sie Fortschritte dabei machen, mit diesem Ungleichgewicht fertig zu werden, dann werden Sie wahrscheinlich unterstützende Chefs, freundliche Arbeitskollegen und untergeordnete Mitarbeiter, die Ihr Führungsverhalten schätzen, haben. Und Ihr Verhältnis zu Ihm? Letztendlich wird Ihre Reaktion irgendwie so klingen: „Es bringt mir Unterstützung und Verständnis entgegen", „Es macht es für mich einfach, gute Freunde bei der Arbeit zu haben", „Es hilft mir, Probleme mit anderen zu lösen" oder „Es fördert Teamwork und Zusammenarbeit".

Fairness

Ein großes Ungleichgewicht in diesem Bereich Ihrer Beziehung bedeutet, dass Sie Probleme mit Gerechtigkeit am Arbeitsplatz durchmachen. Entscheidungen über Arbeitspläne, Aufgaben und Beförderungen sind willkürlich und werden hinter verschlossenen Türen getroffen. Es herrscht Vetternwirtschaft, und Sie werden unfair behandelt. Wie fühlen Sie sich bei Ihm in dieser Art von Beziehung? Sie sagen wahrscheinlich Folgendes: „Es nutzt mich auf unfaire Weise aus", „Es gibt mir nicht, was ich verdiene", „Es demütigt mich und respektiert mich nicht" oder „Es betrügt mich".

Um mit diesem Ungleichgewicht fertig zu werden, müssen Sie eine *Fairnessstrategie* einsetzen. Diese Strategie wird Ihnen zuerst dabei helfen herauszufinden, welche Art des Ungleichgewichts das größte Problem für Sie darstellt – *Geringschätzung, Diskriminierung* oder *Vetternwirtschaft*. Sie wird Sie dann auf die entsprechenden Zielvoraussetzungen für eine Problembeseitigung hinweisen – *Respekt fördern, Vielfalt schätzen* oder *Fairness sicherstellen* – und die Schritte Ihres eigenen Aktionsplans vorbereiten.

Wenn Sie Fortschritte dabei machen, mit diesem Ungleichgewicht fertig zu werden, dann wird es wohlüberlegte und offene Besprechungen über Ressourcen und Autorität geben, und Sie werden mit Würde und Respekt behandelt werden. Und Ihr Verhältnis zu Ihm? Letztendlich wird Ihre Reaktion irgendwie so klingen: „Es respektiert mich", „Es gibt mir einen triftigen Grund, Ihm zu vertrauen", „Es behandelt jeden fair" oder „Es ist aufrichtig zu mir".

Werte

Ein großes Ungleichgewicht in diesem Bereich Ihrer Beziehung bedeutet, dass Sie einen großen Unterschied erleben in dem Maße, in dem Sie an das Unternehmen glauben und das Unternehmen an Sie glaubt. Die Grundwerte der Firma passen nicht gut zu den Ihren und sind vielleicht sogar belanglos oder beleidigend für Sie. Wie fühlen Sie sich bei Ihm in dieser Art von Beziehung? Sie sagen wahrscheinlich Folgendes: „Es zwingt mich dazu, sinnlose Arbeit zu machen", „Es ist unehrlich", „Es agiert auf eine Weise, die ich für falsch oder unethisch halte" oder „Es verlangt von mir, Werte zu akzeptieren, die für mich verwerflich sind".

Um mit diesem Ungleichgewicht fertig zu werden, müssen Sie eine *Wertestrategie* einsetzen. Diese Strategie wird Ihnen zuerst dabei helfen herauszufinden, welche Art des Ungleichgewichts das größte Problem für Sie darstellt – *Unehrlichkeit, destruktive Wirkung* oder *Bedeutungslosigkeit.* Sie wird Sie dann auf die entsprechenden Zielvoraussetzungen für eine Problembeseitigung hinweisen – *Integrität bewahren, konstruktive Werte fördern* oder *einen Sinn hinzufügen* – und die Schritte Ihres eigenen Aktionsplans vorbereiten.

Wenn Sie Fortschritte dabei machen, mit diesem Ungleichgewicht fertig zu werden, dann werden Ihre Werte mit denen des Unternehmens harmonieren, Ihre Arbeit wird besonders bedeutungsvoll sein, und Sie werden auf Ihren Arbeitsplatz stolz sein. Und Ihr Verhältnis zu Ihm? Letztendlich wird Ihre Reaktion irgendwie so klingen: „Es bittet mich, Arbeit von Bedeutung zu machen", „Es glaubt an Dinge, die für mich bedeutsam sind", „Es möchte das Richtige tun und seinen Idealen gemäß handeln" oder „Ich bin stolz darauf, zu Ihm zu gehören".

Wie Ihnen dieses Buch bei der Verbesserung Ihrer Beziehung helfen kann

Beziehungen sind unterschiedlich und komplex. Und das Verhältnis, das Sie mit Ihm haben, ist da keine Ausnahme. Es ist wahrscheinlich ein wenig einzigartig und nicht so wie die anderen Beziehungen zur Arbeit. Letzten Endes gibt es viele Arten von Menschen auf dieser Welt und viele Arten von Arbeitsumgebungen, somit werden alle ihren eigenen Herausforderungen gegenüberstehen, wenn sie mit Ihm zu tun haben. Aber ganz egal, wie verschieden diese Beziehungen sind, man kann sie alle im Hinblick auf die sechs Grundthemen – *Arbeitsbelastung, Kontrolle, Belohnung, Gemeinschaft, Fairness, Werte* – verstehen. Die sechs Strategien bieten einen systematischen Ansatz, um das Verhältnis jedes Einzelnen mit Ihm zu verbessern.

Der Ausgangspunkt zur Verbesserung Ihres Verhältnisses ist, die Bereiche, in denen es Ungleichgewichte gibt, genau bestimmen zu können. In einigen Bereichen passen Sie vielleicht gut zusammen, doch in anderen Bereichen gibt es größere Unstimmigkeiten. Wenn Sie Ihr persönliches Profil in den sechs Bereichen kennen, wird Sie dies zur entsprechenden Strategie führen, um Lösungen für Ihre Probleme zu finden.

Kapitel 2 stellt eine Menge Fragen, um Sie zu Ihrem Ausgangspunkt zu führen. Bitte beantworten Sie alle Punkte in dem Test „Mein Verhältnis zur Arbeit" und errechnen Sie dann Ihre Gesamtpunktezahl in jedem der sechs Bereiche. Übertragen Sie dann diese Punkte in das Diagramm Ihres persönlichen Profils, damit Sie den Zustand der sechs Bereiche Ihres Verhältnisses zu Ihm ohne großen Aufwand sehen können – die Bereiche in guter Verfassung und die problematischen.

Sobald Sie ein besseres Verständnis davon haben, was in Ihrer Beziehung mit Ihm geschieht, werden Sie bereit sein, zur nächsten Phase überzugehen – einen Aktionsplan zu entwickeln, der auf die strategischen Bereiche des Ungleichgewichts zugeschnitten ist.

Kapitel 3 wird Sie durch die Grundlagen eines allgemeinen Aktionsplans mit vier Schritten führen:

1. Problem definieren
2. Ziele setzen
3. Handeln
4. Fortschritt verfolgen

Diese vier Schritte werden Ihnen ein Gerüst bieten, um auf den Weg der Besserung zu gelangen und die Beziehung für Sie besser zu machen. Doch Vorsicht: Ein Aktionsplan ist ein langfristiger Prozess und nicht eine schnelle Lösung. Gute Beziehungen erfordern Zeit, Mühe und Engagement – das Gleiche gilt für die Lösungen, die wir in diesem Buch beschreiben. Wenn Sie nicht bereit sind, eine aktive Strategie zur Bewältigung Ihrer Probleme mit Ihm zu verfolgen, dann ist dieses Buch nichts für Sie.

Wenn Sie aber bereit sind zu handeln, dann werden Sie es mit der jeweiligen Strategie, die mit dem größten Ungleichgewicht in Ihrem Profil in Zusammenhang steht, bewältigen. Die sechs Strategien, die in den Kapiteln 4–9 vorgestellt werden, wenden das Grundgerüst mit den vier Schritten auf die gezielten Aktionspläne für jeden der sechs Strategiebereiche an. In jedem Kapitel werden mehrere Optionen gezeigt, und Sie werden ermutigt, zusätzliche Möglichkeiten zu entwickeln, die für Ihre spezielle Situation besonders passend sind. Jedes Kapitel enthält Formulare, die Sie verwenden können, um die verschiedenen Schritte und Zeitleisten für Ihren Plan zu verdeutlichen und um Ihren Fortschritt in Richtung Ziel aufzuzeichnen. Wir bieten auch Tipps, wie man Dinge richtig macht (und wie man Fehltritte vermeidet) sowie Beispiele, die illustrieren, was andere Menschen getan haben, um ihr Verhältnis zu Ihm zu einem Erfolg zu machen.

Nachdem Sie Ihren speziellen Aktionsplan auf dem Papier erstellt haben, müssen Sie ihn in Ihrem Berufsleben verwirklichen. Das wird Zeit erfordern, während der sich Ihr Gebrauch dieses Buchs hauptsächlich darauf richten wird, Ihren Fortschritt im

Auge zu behalten und währenddessen die notwendigen Veränderungen vorzunehmen. (Schließlich sind sogar die besten Pläne selten perfekt.) Zwei wichtige Punkte sind zu berücksichtigen:

- ⊚ Beziehungen sind komplex, deshalb gibt es nicht nur eine einzige Lösung, kein Allheilmittel, keinen Universalansatz. Sie werden flexibel und kreativ sein müssen.
- ⊚ Beziehungen verändern sich nicht so leicht, deshalb erfordert das Erreichen Ihrer langfristigen Ziele Einsicht, Planung und Beharrlichkeit. Sie werden geduldig und optimistisch sein müssen.

Letztendlich wird Ihr Plan wirksam werden, und es werden einige Veränderungen (wenn auch kleine) erfolgen. An einem bestimmten Punkt in der Zukunft werden Sie zu diesem Buch zurückkehren und überprüfen wollen, wie Ihre Beziehung zu Ihm denn so läuft. Wenn Sie bereit sind, den Test „Mein Verhältnis zur Arbeit" nochmals zu machen, werden Sie ihn mit einem leeren Formular am Ende des Buches, im Kapitel „Nachkontrolle", vorfinden. Sie können entweder überprüfen, wie es so mit Ihrem derzeitigen Verhältnis läuft oder die Realisierbarkeit eines neuen feststellen.

In Summe präsentiert dieses Buch einen Leitfaden, wie man sich mit Burnout auseinandersetzen kann. Die Herausforderung ist, einen Weg zu finden, um Ihre persönliche Tagesordnung für die Arbeit in einer alles andere als völlig freundlichen Umgebung zu unterstützen. Uns ist klar, dass Sie diese Umgebung nicht ganz alleine verändern können. Aber Sie können lernen, effektiver mit ihr umzugehen, einigen Fallen auszuweichen und zweifelhafte Situationen zu Ihrem Vorteil zu wenden.

Ihr Verhältnis zu Ihm ist ein entscheidender Teil Ihres Lebens – finden wir deshalb heraus, wie wir es so gut wie möglich machen können.

Kapitel 2

Wie ist mein Verhältnis zur Arbeit?

Dieses Kapitel startet den Prozess, Ihr derzeitiges Verhältnis zu Ihm zu definieren, indem ein Profil der sechs strategischen Bereiche erstellt wird. Ihre Aufgabe in diesem Test ist es, jeden Bestandteil Ihres gegenwärtigen Jobs kritisch hinsichtlich des Grads der „Übereinstimmung" zu bewerten. Sie sollen bei jeder Frage angeben, ob Sie den Zustand mit „Passt genau" (das bedeutet große Übereinstimmung), „Ungleichgewicht" oder „Großes Ungleichgewicht" bewerten. Seien Sie kritisch! Sagen Sie nicht, dass etwas genau passt, wenn es nicht wirklich so ist. Ihre Vergleichsreferenz in diesem Test ist Ihre ideale Arbeitssituation (und nicht das, was Sie der Vernünftigkeit halber einfach hinnehmen).

„Mein Verhältnis zur Arbeit"-Test

Sobald Sie den Test gemacht haben, werden Sie Klarheit darüber haben, welche Bereiche Ihrer Arbeit so einigermaßen passen, welche gar nicht passen und welche genau passen.

⊚ Wie passt Ihr derzeitiger Job in jedem der sechs Bereiche zu Ihren Vorlieben, Arbeitsmustern und Hoffnungen? Wenn die Dinge in einer gegebenen Dimension genau passen, machen Sie ein Häkchen in die Spalte „Passt genau".
⊚ Wenn ein bestimmter Gesichtspunkt mit Ihrer bevorzugten Arbeitsweise unvereinbar ist, machen Sie ein Häkchen in die Spalte „Ungleichgewicht".
⊚ Wenn ein Wert stark von Ihren Idealen abweicht, machen Sie ein Häkchen in die Spalte „Großes Ungleichgewicht".

Nun folgen die sechs Tabellen des Tests „Mein Verhältnis zur Arbeit" (Arbeitsbelastung, Kontrolle, Belohnung, Gemeinschaft, Fairness und Werte).

Arbeitsbelastung

Dieser Bereich befasst sich mit der Arbeit. Die einzelnen Punkte beziehen sich hauptsächlich auf den Arbeitsumfang, die Art der Arbeit, das Arbeitstempo und die Arbeitsanforderungen. Diese Kriterien benötigen eine eher langfristige Betrachtung. Das zentrale Problem ist nicht die derzeitige Arbeitsbelastung, sondern die Situation der Dinge innerhalb der vergangenen Monate und wie Sie glauben, dass sich die Dinge in absehbarer Zeit entwickeln werden.

		Passt genau	Ungleichgewicht	Großes Ungleichgewicht	Summe
	Bewertung	0	1	2	
A1	Der Arbeitsumfang, der innerhalb eines Tages zu erledigen ist				
A2	Die Komplexität der Arbeit				
A3	Die Intensität der Kundenforderungen				
A4	Die Rigidität von Abgabeterminen				
A5	Die Häufigkeit von plötzlichen, unerwarteten Ereignissen				
A6	Die Möglichkeit, sich ein komfortables Umfeld zu schaffen				
A7	Die Häufigkeit von Unterbrechungen während des Arbeitstages				
A8	Der Anteil der Arbeitszeit, die mit Kunden verbracht wird				
A9	Die Zeit, die ich alleine arbeite				
A10	Die Zeit, die ich mit anderen Angestellten zusammenarbeite				
	Gesamtsumme Arbeitsbelastung				

Kontrolle

Dieser Bereich befasst sich mit dem Umfeld, in dem Entscheidungen während der Arbeit getroffen werden. Die Punkte betreffen das Ausmaß an Autorität, die Sie bei der Ausübung Ihrer Arbeit und über die Tätigkeiten der Arbeitsgruppe haben. Bei diesen Punkten ist es nicht wichtig, wie Sie diese Autorität erlangt haben. Entweder besitzen Sie Vertretungsmacht kraft der Firmenpolitik oder Sie haben Einfluss durch persönliches Networking erlangt. Die Kernaussage ist, dass eine akkurate Lesart Ihrer Fähigkeit zur Entscheidungsfindung in der Arbeit erstellt werden soll.

		Passt genau	Ungleichgewicht	Großes Ungleichgewicht	Summe
	Bewertung	0	1	2	
K1	Das Ausmaß an Gruppenentscheidungen in meinem Arbeitsbereich				
K2	Das Ausmaß, in dem ich die Autorität mit Mitarbeitern teile				
K3	Das Ausmaß an Information, die der Abteilungsleiter hinsichtlich wichtiger Neuerungen im Unternehmen weitergibt				
K4	Die Möglichkeit, an Entscheidungen, die meine Arbeit betreffen, teilzuhaben				
K5	Die Führungsqualität des oberen Managements				
K6	Die Führungsqualität des Abteilungsleiters				
K7	Die Autorität, die ich in meinem Verantwortungsbereich habe				
K8	Die Möglichkeit, meine sachverständige Beurteilung einzubringen				
K9	Die Befugnis, Einfluss auf Entscheidungen zu nehmen, die meine Arbeit betreffen				
K10	Die Freiheit, meine sachverständige Beurteilung anzuwenden				
	Gesamtsumme Kontrolle				

Belohnung

Dieser Bereich befasst sich mit der Belohnung. Arbeit kann auf vielfältige Weise lohnend sein und auf ebenso vielfältige Weise unbefriedigend. In diesem Bereich sollten Sie über die Dinge nachdenken, die Sie motivieren, weiterzumachen.

		Passt genau	Ungleichgewicht	Großes Ungleichgewicht	Summe
	Bewertung	0	1	2	
B1	Mein Gehalt und die Sozialleistungen entsprechen dem, was ich benötige				
B2	Mein Gehalt und die Sozialleistungen entsprechen dem, was ich auch anderswo bekommen würde				
B3	Meine Bemühungen werden vom Abteilungsleiter gewürdigt				
B4	Meine Bemühungen werden vom restlichen Management gewürdigt				
B5	Die Genauigkeit von regelmäßiger Leistungsbewertung				
B6	Die Möglichkeit von freiwilligen Sozialleistungen: Reisen, Büromöbel, Zuschuss zu Tagungsgebühren etc.				
B7	Die Möglichkeit einer Beförderung				
B8	Die Möglichkeit eines Bonusses oder einer Gehaltserhöhung				
B9	Ich genieße die Zeit, in der ich arbeite, wirklich				
B10	Ich genieße die Zeit, in der ich mit Menschen zusammenarbeite, wirklich				
	Gesamtsumme Belohnung				

Gemeinschaft

Der Schwerpunkt in diesem Bereich liegt auf den Menschen, die Ihr soziales Arbeitsumfeld ausmachen. Denken Sie an Menschen, die Sie in der Arbeit treffen: Kunden, Mitarbeiter, Vorgesetzte, Untergebene und andere.

		Bewertung	Passt genau	Ungleichgewicht	Großes Ungleichgewicht	Summe
			0	1	2	
G1	Die Möglichkeit, problemlos herauszufinden, was im Unternehmen passiert					
G2	Offene, ehrliche Kommunikation im ganzen Unternehmen					
G3	Die Freiheit, unterschiedliche Meinungen vertreten zu können					
G4	Das Ausmaß, zu dem man sich bei der Arbeit auf andere verlassen muss					
G5	Die Häufigkeit von unterstützender Interaktion bei der Arbeit					
G6	Das Ausmaß an persönlicher Freundschaft am Arbeitsplatz					
G7	Die Anzahl an Menschen, die einen informellen Umgang pflegen					
G8	Eine gemeinsame Zielstrebigkeit im ganzen Unternehmen					
G9	Mein Gemeinschaftssinn mit dem gesamten Unternehmen					
G10	Das Ausmaß an Offenheit gegenüber Menschen aus anderen Abteilungen					
	Gesamtsumme Gemeinschaft					

Fairness

Der Schwerpunkt in diesem Bereich liegt auf Respekt und Fairness. Denken Sie an die wichtigen Entscheidungen, die die Qualität Ihres Arbeitslebens beeinflussen. Wie werden die Menschen um Sie herum behandelt, und wie behandeln Sie andere? In welchem Ausmaß sind Fairness und Respekt in Ihrer Firma erkennbar?

		Passt genau	Ungleichgewicht	Großes Ungleichgewicht	Summe
	Bewertung	0	1	2	
F1	Die Fähigkeit meines Abteilungsleiters, Angestellte fair zu behandeln				
F2	Die Fähigkeit des oberen Managements, Angestellte fair zu behandeln				
F3	Das Engagement des Managements, jedem die gleiche Beachtung zu schenken				
F4	Klare und offene Handhabung der Vergabe von Auszeichnungen und Beförderungen				
F5	Disziplinarverfahren sind detailliert festgelegt				
F6	Die Objektivität bei Entscheidungen hinsichtlich einer Gehaltserhöhung oder eines Bonusses				
F7	Die Objektivität bei Entscheidungen hinsichtlich Zeitplan oder Aufgaben				
F8	Das Ausmaß, in dem der Einzelne einen höflichen und respektvollen Umgang pflegt				
F9	Der Grad an kulturellem Feingefühl im Unternehmen				
F10	Die Verständigkeit des Unternehmens hinsichtlich unterschiedlicher Werdegänge und Fähigkeiten				
	Gesamtsumme Fairness				

Werte

Glauben Sie an das, was Sie tun? Dieser Bereich befasst sich mit Ihren Werten und wie diese mit denen Ihrer Firma zusammenpassen. Oder auch nicht. Denken Sie an die zentralen Themen, bei denen unterschiedliche Wertvorstellungen miteinander in Konflikt geraten.*

		Bewertung	Passt genau	Ungleichgewicht	Großes Ungleichgewicht	Summe
			0	1	2	
W1	Der Einsatz des Managements bei der Erfüllung seiner Aufgabe					
W2	Der Einfluss von Unternehmenswerten auf meine Arbeit					
W3	Der Einfluss von Unternehmenswerten auf alles, was das Unternehmen tut					
W4	Der Grad an Ehrlichkeit im Unternehmen					
W5	Die Gewissenhaftigkeit des Managements in der Bewahrung der Ehrlichkeit und der Integrität					
W6	Die Bereitschaft, persönliche Abstriche zu machen, um die Aufgabe des Unternehmens zu unterstützen					
W7	Die Möglichkeit, mit meiner Arbeit zur übergeordneten Gemeinschaft beizutragen					
W8	Mein Vertrauen darauf, dass die Aufgabe des Unternehmens sinnvoll ist					
W9	Der konstruktive Einfluss der Aufgabe und der Aktivitäten des Unternehmens					
W10	Der Beitrag des Unternehmens, die generelle Lebensqualität zu verbessern					
	Gesamtsumme Werte					
	Der Gesamtbetrag					

* Handelt die Firma entsprechend Ihren Vorstellungen? Handelt die Firma ihren firmeneigenen Wertvorstellungen gemäß?

Punkteauswertung

Die Auswertung des Tests gibt Ihnen eine Summe für jeden der
sechs Strategiebereiche.

Dazu müssen Sie folgendermaßen vorgehen:
- Machen Sie für jeden der sechs Bereiche für jeden Eintrag ein
  Häkchen in die Zelle unter „Passt genau", „Ungleichgewicht"
  oder „Großes Ungleichgewicht". Geben Sie dann für jeden Eintrag die Bewertungszahl (0, 1 oder 2) in die Spalte „Punkte"
  rechts ein.
- Addieren Sie die Punkte in jedem strategischen Bereich und tragen Sie das Ergebnis in die Zelle „Summe" ein. Sie erhalten somit
  sechs Summenergebnisse, eines für jeden strategischen Bereich.
- In die Zeile „Gesamtsumme" am Ende des Tests tragen Sie das
  Ergebnis aus den sechs Summen ein und dividieren es dann
  durch sechs.

Profil

Nun haben Sie die Informationen, um Ihr persönliches Profil grafisch darzustellen, welches Ihnen die strategische Richtung für
Ihren Aktionsplan bietet. Dieses Profil ist ein eindeutiges Abbild
Ihres Verhältnisses zur Arbeit. Die Person am Schreibtisch nebenan
erreicht vielleicht ein ähnliches Bild, weil Sie beide das Verhältnis
auf die gleiche Weise erleben. Vielleicht hat diese Person aber eine
überraschend andere Perspektive, die eine Welt beschreibt, welche
Sie kaum verstehen. Das ist deshalb so, weil Sie nicht die phy-
sische Arbeitsumgebung abbilden, die zeigt, wie die Stühle und
Tische angeordnet sind. Sie zeichnen Ihr eigenes psychologisches
Verhältnis zur Arbeit auf. Dieses persönliche Profil reflektiert *Ihre*
Gedanken und Gefühle über entscheidende Elemente Ihrer Ar-
beitsumgebung. Andere Menschen haben ihre eigene einzigartige
Interpretation ihrer Welt.

Suchen Sie für jede der sechs Summen die entsprechende Zahl
in der Skala an der linken Seite des Diagramms (siehe folgende
Abbildung). Zeichnen Sie das Rechteck für jeden strategischen Bereich bis zur Höhe, die dem Ergebnis entspricht, ein. Das Ergebnis
kann von 0 (gibt an, dass alles genau passt) bis maximal 20 (gibt
ein großes Ungleichgewicht in jedem Punkt für den jeweiligen strategischen Bereich an) reichen.

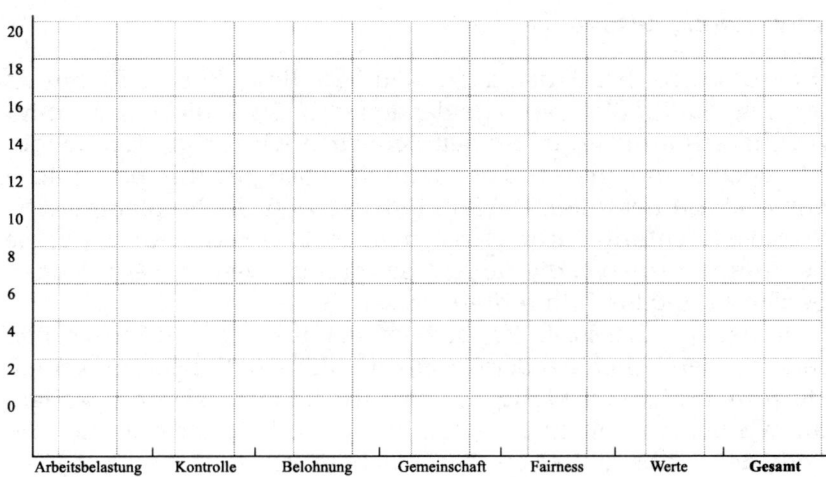

Musterprofil

Das vervollständigte Diagramm (siehe folgende Abbildung) zeigt, dass das größte Ungleichgewicht für eine Person im strategischen Bereich „Kontrolle" liegt, während „Gemeinschaft" das geringste Ungleichgewicht aufweist. Wenn Sie das Durchschnittsergebnis ermitteln, erhalten Sie ein Gesamtungleichgewicht von 8.

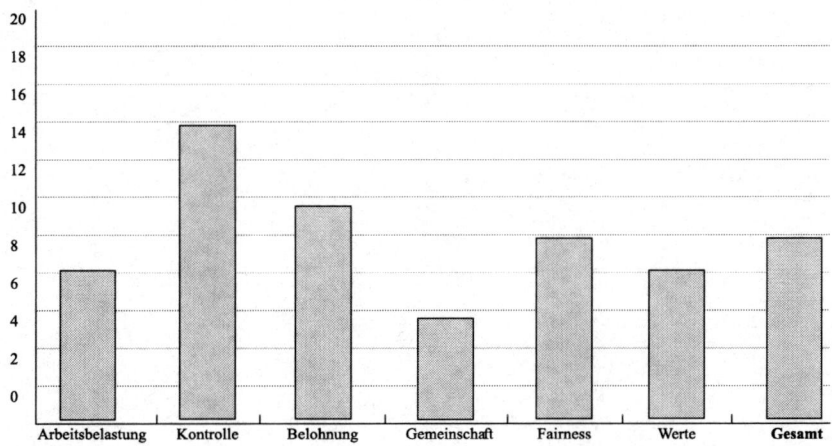

Verwendung des Profils

Ihr Profil wird Ihre Arbeit durch den Rest dieses Buches führen. Es definiert das Profil der entscheidenden sechs Strategiebereiche Ihres Arbeitsverhältnisses: In einigen Bereichen wird es gut für Sie laufen, doch in anderen wird es Faktoren geben, die Ihre persönliche Entwicklung hemmen. Ihr Profil identifiziert die Problempunkte, die Sie in Richtung Burnout treiben. Dabei verweist es auch auf die bestimmte Strategie, die Sie zu einer produktiven und erfüllenden Beschäftigung bei Ihm führen wird.

Ihr persönliches Profil ist ein Referenzpunkt für Ihre Fortschritte. In kritischen Zeiten bei der Umsetzung Ihres Aktionsplans werden Sie zum Test „Mein Verhältnis zur Arbeit" zurückkehren wollen, um ein neues Profil zu erstellen. (Im Kapitel „Nachkontrolle" am Ende des Buchs gibt es ein zusätzliches Exemplar des Tests.) Die Veränderungen zwischen heute und damals werden dabei Ihren Erfolg aufzeichnen, wenn Sie Ihr Berufsleben mit der für Sie effektivsten Arbeitsweise in Einklang bringen.

Vorwärts!

Ihr persönliches Profil definiert die Herausforderung, die vor Ihnen liegt. Sie wussten, dass Sie Probleme mit Ihm hatten, die beträchtliche Arbeit erfordern, und nun sollten Sie ein besseres Gefühl für den strategischen Bereich haben, der Ihre Aufmerksamkeit verlangt. Aber Sie möchten über diesen anfänglichen Einblick hinausgehen und herausfinden, was Sie gegen dieses Problem *tun* sollen, nicht wahr? Es geht darum, ernsthafte Maßnahmen zu ergreifen, um Ihr Verhältnis zu verbessern – und das nächste Kapitel wird Ihnen zeigen, wie Sie es anstellen, genau das zu tun.

Kapitel 3

Das Erstellen eines Aktionsplans

Sie haben es satt zu warten. Trotz Ihrer Bitten und Klagen geschieht nichts zur Verbesserung der Lage. Wenn Ihre Situation bei der Arbeit also irgendwie besser werden und sich Ihr Gefühl von Burnout verringern sollte, dann liegt es an Ihnen. Sie sind hier auf sich allein gestellt und werden sich um Ihr Berufsleben selbst kümmern müssen.

Die Sache selbst in die Hand zu nehmen ist nichts für Leute mit schwachen Nerven. Wenn Sie möchten, dass sich die Situation verbessert, dann müssen Sie selbst die Initiative ergreifen (und nicht nur herummeckern, wie schlecht es Ihnen geht). Das erfordert Zeit, Anstrengung und Mut. Und Sie müssen die Hoffnung in sich tragen, dass eine bessere Zukunft tatsächlich möglich ist. Auch wenn Sie nur mühsam vorankommen oder es Rückschläge gibt, benötigen Sie Optimismus um weiterzumachen. Dieses Gefühl von Hoffnung und Optimismus, diese Zuversicht, dass Sie alleine etwas verändern können, ist entscheidend.

Die größten Herausforderungen in Ihrem Berufsleben sind die Verminderung von Burnout und der Aufbau einer Bindung zur Arbeit. Wenn Ihre Bemühungen erfolgreich sind, verbessern Sie die Lage für sich selbst und für Ihren Arbeitgeber. Es ist von so entscheidender Bedeutung, sich mit diesen Themen zu befassen, dass man meinen könnte, jedes Unternehmen unterstütze seine Mitarbeiter ernsthaft dabei, diese anzusprechen. Doch nur wenige versuchen es überhaupt, und diejenigen, die es versuchen, scheinen allzu leicht aufzugeben. Der beschränkte Handlungsspielraum und die Wirksamkeit unternehmerischer Initiativen zum Ansprechen dieser Probleme sind enttäuschend. In seltenen Fällen bieten Arbeitgeber die unterstützenden Systeme, die Gestaltungsmöglichkeiten und die Betreuung an, die Sie benötigen, um die Anforderungen Ihres Berufs zu meistern. Doch meistens, immer wieder, macht das Unternehmen zu wenig bis überhaupt nichts.

Wir beraten nun schon seit Jahren Unternehmen mit einfühlsamen, beherzten Chefs, die danach streben, die Qualität des Berufslebens für ihre Mitarbeiter zu verbessern. Und wir sind uns bewusst, dass wir nur wenige tausend der Arbeitsstätten, die etwas Hilfe gebrauchen könnten, erreichen.

Sie sind alleine da draußen.

In diesem Kapitel geht es darum, Ihr Berufsleben alleine in die Hand zu nehmen. Der folgende Abschnitt legt ein Programm mit vier Schritten zur Verwendung der Ergebnisse Ihres Tests „Mein Verhältnis zur Arbeit" und Ihres persönlichen Profils dar, um Ungleichgewichte in den sechs strategischen Bereichen anzusprechen. Es beschreibt jeden der Schritte und erwähnt entscheidende Punkte für jeden. Dann hebt es die Bedeutung eines konstruktiven Verhaltens für den Erfolg des Projekts hervor.

Vier Schritte, um die Kontrolle über Ihr Arbeitsleben zu übernehmen

Wenn Sie die folgenden Schritte ausführen, werden Sie die Kontrolle über Ihr Arbeitsleben übernehmen können. In den nachfolgenden Kapiteln werden wir Ihnen zeigen, wie Sie diese Schritte auf jeden der sechs Arbeitsbereiche in Ihrem Leben anwenden.
1. Problem definieren
2. Ziele setzen
3. Handeln
4. Fortschritt verfolgen

Währenddessen müssen Sie die Sachlage überprüfen, die Auswirkung Ihres Plans verfolgen und, wenn erforderlich, diesen auf der Stelle korrigieren.

Schritt Eins: Problem definieren

Der erste Schritt ist die Definition Ihres Problems durch eine Reihe von Fragen.

Welcher Bereich des Arbeitslebens stellt ein Problem dar?

Überprüfen Sie die Ergebnisse des Tests „Mein Verhältnis zur Arbeit". Die strategischen Bereiche mit höheren Punktewerten sind

Ihre Problembereiche. Eine hohe Punktezahl resultiert aus vielen Ungleichgewichten, eine sehr hohe Punktezahl ist auf viele große Ungleichgewichte zurückzuführen. Wenn die Situation in anderen Bereichen nicht perfekt, aber relativ besser ist, ignorieren Sie diese einstweilen. Sie können sich die Beseitigung der Feinheiten in diesen strategischen Bereichen für ein andermal aufsparen.

Was sind die spezifischen Probleme in diesem Bereich des Arbeitslebens?

In jedem Bereich des Arbeitslebens können Sie auf unterschiedliche Probleme stoßen. Ein Teil der Problemdefinition ist, das Problem präziser zu definieren und auf ein überschaubares Maß einzugrenzen. Zum Beispiel kann es ein Arbeitsbelastungsproblem sein, dass die physische Arbeitsbelastung so groß ist, dass Sie erschöpft sind und unter Rückenproblemen leiden. Es kann auch sein, dass es zu viel Arbeit gibt, sodass Sie diese nicht an einem Arbeitstag fertig stellen können und mit nach Hause nehmen müssen, wodurch Sie ihr ermöglichen, Ihr Privatleben zu beeinträchtigen. Oder es könnte unzumutbare Fristen geben, sodass Sie die meiste Zeit mit Vollgas arbeiten müssen und Hektik in Ihr Leben bringen. Jedes dieser Probleme kann ein Arbeitsbelastungsungleichgewicht darstellen.

Bei der Problemdefinition werden Ihnen die Punktewerte, die Sie bei bestimmten Fragen im Test „Mein Verhältnis zur Arbeit" erreicht haben, dabei helfen, das Problem zu präzisieren. Zum Beispiel: Der vierte Punkt unter Arbeitsbelastung, A4, bezieht sich auf die Termintreue. Wenn dieser Punkt das einzige große Ungleichgewicht in diesem Bereich ist, zeigt das, dass die Termine das Problem sind.

Je gründlicher Sie das Problem bestimmen, umso eher werden Sie es in den Griff kriegen. Ein allgemeines Problem – „Ich fühle mich elend" –, obgleich es wahr sein kann, ist nichts, womit man sich direkt auseinandersetzen kann. „Ich habe zu viele Firmentermine, die ich nicht einhalten kann", definiert ein konkreteres Problem.

Schritt Zwei: Ziele setzen

Wenn Sie ein spezifisches und handhabbares Problem in einem der sechs grundlegenden Arbeitsbereiche identifiziert haben, können Sie mit dem Prozess der Formulierung eines Ziels, eines Heilmittels, einer idealen Lösung oder einer zu gehenden Richtung beginnen.

Treffen Sie eine gezielte Auswahl

Sie setzen Ziele, indem Sie Ihre bevorzugte Alternative definieren. Sie müssen eine Auswahl treffen, weil es für fast jedes Problem eine Vielzahl von Alternativlösungen gibt.

Allgemeine oder vage Ziele, wie zum Beispiel „Verbesserung meines Arbeitslebens", machen eine Beurteilung des Fortschritts schwierig. Ein starker Aktionsplan definiert Ziele, damit man jede einzelne kleine Verbesserung ermitteln kann. Fortschritte sind oftmals schwer zu sehen und kommen nur langsam. Eine kleine Steigerung kann recht bedeutsam sein; Sie möchten sie nicht missen.

Im Hinblick auf den Test „Mein Verhältnis zur Arbeit" bedeutet eine messbare Verbesserung, einige Punkte, die als großes Ungleichgewicht bewertet wurden, zu Ungleichgewicht zu verschieben sowie einige Punkte, die als Ungleichgewicht bewertet wurden, zu passt genau verschieben zu können. Zum Beispiel: Im täglichen Leben könnte der erste Schritt zur Verbesserung eines Problems im Berufsleben, das damit zusammenhängt, dass man sich nicht beachtet fühlt, irgendein Zeichen sein, dass Ihr Vorgesetzter Ihre Leistung bemerkt hat.

Seien Sie positiv, denken Sie praktisch

Heben Sie das Positive hervor: Ein wirksamer Plan braucht positive Ziele. Es reicht nicht, von einer schlechten Situation loszukommen. Sie müssen irgendwo hingehen. Zum Beispiel: Hinsichtlich eines Erschöpfungsgefühls wäre es ein gutes Ziel, darüber hinauszugehen Ermüdung nur auszumerzen und an dessen Stelle einen tatkräftigen Zustand zu definieren. Es geht über das Wissen, dass Ihre Arbeit nicht lohnend ist, hinaus zur Ermittlung der erfüllenden Erfahrungen, die Sie hoffen in Ihre Arbeit einzubringen. Es geht über die Verringerung sinnloser Schufterei hinaus zur Festlegung der sinnvollen Tätigkeit, die idealerweise Ihre Arbeit beherrscht.

Erkennen Sie, was praktisch ist: Konzentrieren Sie sich auf das, was machbar ist. Sie werden durch dieses Programm nicht das ganze Unternehmen vom Gewinnstreben weg umfunktionieren, aber Sie werden vielleicht etwas Freiheit erlangen, um durch Ihre Arbeit einige Ihrer persönlichen Werte verfolgen zu können. Sie werden Ihren anspruchsvollen, geizigen Chef wahrscheinlich nicht sehr schnell in einen entspannten, unterstützenden Mentor verwandeln, aber Sie können hoffen, für Ihre Fähigkeiten Anerkennung zu erhalten. Sie können nicht alle Termine aus Ihrem Leben entfernen, aber Sie können ein bisschen Entlastung von ständigem unzumutbarem Zeitdruck erreichen.

Indem Sie mit eindeutigen Zielen an Ihre Arbeit herantreten, übernehmen Sie Kontrolle. Sie gestalten ein erfüllendes Arbeitsleben.

Schritt Drei: Handeln

Pläne sind nichts ohne Handlung.

Sie haben ein Problem definiert, das Sie gerne hinter sich lassen würden.

Sie haben ein Ziel gesetzt, welches Sie anstreben möchten und das eine Bestandsaufnahme der Techniken und Strategien erfordert.

Handlungsstrategien

Die Entscheidung, welche Handlungsstrategie die beste ist, hängt davon ab, wie Sie Ihr Problem erkannt und Ihre Ziele definiert haben. Hier sind einige Schlüsselhandlungsstrategien. Sie umfassen unterschiedliche Ansätze, die alle zusammenwirken, um eine bessere Übereinstimmung zwischen Ihnen und Ihrer Arbeitsumgebung zu schaffen.

Beschäftigung mit Selbstentwicklungsaktivitäten

Einige Aktionspläne können Sie alleine in Angriff nehmen. Ohne Hilfe können Sie Können und Fähigkeiten entwickeln, die Ihnen bei Ihrer Arbeit helfen werden. Die Herausforderung ist, die Disziplin und Ausdauer zu haben, um Ihr Können und Ihre Fähigkeiten ausreichend zu entwickeln, um diese auf Ihre Arbeit anzuwenden. Zum Beispiel: Eine Komponente beim Behandeln von Terminproblemen ist die Verbesserung Ihrer Zeitmanagementfähigkeiten. Dieser Ansatz wäre angebracht, wenn eine Quelle Ihres Terminproblems die Unfähigkeit wäre, bei einer langen Anforderungsliste Prioritäten zu setzen. Sie könnten Ihre Zeitmanagementfähigkeiten auf die Verbesserung Ihrer Fähigkeit, Prioritäten zu setzen, ausrichten. Ein weiteres Beispiel ist die Überwindung von Erschöpfungszuständen, indem Sie Ihr Durchhaltevermögen durch private Übungen und körperliche Ertüchtigung erhöhen.

Einfluss ausüben

Zu einigen Aktionsplänen gehört es, von Anfang an einen Einfluss
auf Kollegen, Vorgesetzte und andere Personen bei der Arbeit zu
haben. Deren Handlungen, Systeme oder Verhaltensweisen sind
das Ziel Ihres Einschreitens. Zu ändern, was sie tun oder sagen, ist
eine Voraussetzung für das Fortschreiten des Plans. Ein entscheidender Teil des Plans ist die Festlegung, wie man sie am besten
beeinflussen könnte. Zu den Möglichkeiten zählen leise Andeutungen, begeisterte Verkaufsargumente, durchdachte Behaup-
tungen, wirksam eingesetzte Forderungen und Ultimaten.

Zum Beispiel: Ihr Ziel, Termine effektiver zu managen, könnte
auf einen Projektleiter als ständigen Verursacher unrealistischer
Fristen abzielen. Ein Element Ihrer Handlungsstrategie kann deshalb sein, diese Person zu überreden, Ihre gesamte Arbeitsanfor-
derung anzupassen, wenn Ihnen befristete Aufgaben innerhalb
der Teamprojekte übertragen werden.

Initiative ergreifen

In einer dritten Art von Aktionsplan gehen Sie direkt zur Handlung über. Sie diskutieren nicht, schlagen nichts vor oder verhandeln nichts mit niemandem. Sie beginnen einfach damit, Ihre
Arbeit anders zu machen, auf eine Weise, die Ihnen besser ent-
gegenkommt. Diese Handlungspläne können mit einer Persön-
lichkeitsentwicklungsphase beginnen, in der die Fähigkeiten aufgebaut werden, die Sie benötigen, um anders zu arbeiten. Oder
vielleicht sind Sie schon völlig imstande, auf die neue Weise zu
arbeiten. Sie haben vielleicht schon die Fähigkeiten, die Kraft und
den Schwung, loszulegen.

Ein wesentlicher Teil einer Initiativenstrategie ist Ihre Vorbereitung darauf, mit jeglichen Einwänden, die Kollegen oder die
Geschäftsleitung über Ihre Änderung der Arbeitsmuster erheben
könnten, fertig zu werden. Zum Beispiel: Wenn Sie ein Zeitma-
nagementsystem beherrschen, beginnen Sie damit, bei Ihrer Arbeit basierend auf Ihrer Einschätzung der relativen Bedeutung
Ihrer Arbeitsanforderungen Prioritäten zu setzen. Anstatt diese
Prioritäten mit Ihrem Vorgesetzten zu besprechen beginnen Sie,
gemäß *Ihrer* Prioritäten zu arbeiten, und Sie sind bereit, jegliche
Einwände auf diesem Weg zu behandeln.

Druckmittel einsetzen

Wenn Sie überzeugend sein möchten, ist Ihre erste Verteidigungs-
linie (oder Angriffslinie) die Logik Ihrer Argumente. Aber Sie haben
andere Qualitäten, die Ihren Argumenten mehr Druck verleihen.
Ihr potentielles Druckmittel ist im Hintergrund, wann immer Sie
versuchen, Einfluss auszuüben. In einigen Strategien kann Ihr
Druckmittel eindeutiger sein.

Ein Druckmittel ist Ihre Fachkenntnis und Erfahrung. Als hochgeschätzter Mitarbeiter können Sie mehr Einfluss ausüben als
ein unerfahrener Kollege von fragwürdigerem Rang. Zu weiteren
Quellen möglichen Einflusses zählen der externe Ruf (bekannte
Menschen haben mehr Einfluss) oder Berufsverbände. Kontakte
außerhalb des Unternehmens, wie zum Beispiel eine lange Liste
treuer Kunden, vergrößern den Einfluss. Kontakte innerhalb des
Unternehmens, vor allem mit Personen in wichtigen Positionen,
sind ein weiteres Plus. Und natürlich ist die äußerste Macht ein Angebot außerhalb der Firma, das es Ihnen erlaubt zu gehen, wenn
Sie nicht bekommen, was Sie wollen. A propos gehen ...

Ein Ultimatum stellen

In den meisten Fällen ist es möglich und wünschenswert, sinnvolle
Änderungen durchzuführen, sich alternative Strategien zur Problemlösung zu überlegen oder zumutbarere Arbeitsbedingungen
auszuhandeln. In den meisten Fällen, aber nicht in jedem Fall.
Manchmal läuft es auf ein Ultimatum hinaus. Bevor Sie Konfron-
tationsstrategien erwägen, berücksichtigen Sie folgende Check-
liste:

⊚ Haben Sie sanftere Methoden ausgeschöpft?
⊚ Können Sie es sich leisten zu verlieren? Eine schlecht gelöste Konfrontation könnte die Sicherheit Ihres Arbeitsplatzes gefährden
  oder eine problematische Feindseligkeit schaffen. Haben Sie eine
  alternative Beschäftigungsquelle?
⊚ Was weist darauf hin, dass die Konfrontation funktionieren
  wird?
⊚ Waren Sie schon in einer Konfrontation erfolgreich?
⊚ Hatten andere in diesem Arbeitsumfeld schon Erfolg mit Ultimaten?
⊚ Sind Sie sicher, dass das Unternehmen Ihren Wert für das Unternehmen erkennt und Sie behalten möchte? Das heißt, operieren
  Sie von einer starken Position aus?

Eine sorgfältige Überprüfung dieser Punkte ist eine entscheidende
Vorbereitung für das Stellen eines Ultimatums. Dies ist ein risiko-
reicher Ansatz. Es könnte Ihre einzige brauchbare Option sein. Es
könnte einen großen Gewinn bringen, aber es ist riskant.

Wie ernst ist es Ihnen also mit der Änderung des Tempos Ihrer
Arbeitsaufträge?

Wenn der Termindruck so groß ist, dass es Ihre Gesundheit und
Ihr Wohlbefinden gefährdet, wenn das Unternehmen unempfäng-
lich für Ihre Anliegen ist und wenn Sie andere Karriereoptionen
haben, dann – nach angemessenen Versuchen mit Verhandlung,
Einfluss und Druck – ist dies Ihr Ultimatum: Weniger Druck oder
ich kündige.

Der Trick funktioniert vielleicht.

Doch seien Sie gefasst, dass das Unternehmen Ihr Ultimatum
akzeptiert.

In all diesen Strategien liegt der Schwerpunkt auf Ihrem Verhalten. Zu Ihrem Verhalten zählen Ihre Überredungsfähigkeiten,
die der Ausgangspunkt für *Einflussaktionspläne* sind. Dazu zählen
die Handlungen und Routinen, die Sie in Ihr Leben einbauen, um
Persönlichkeitsentwicklungsaktionspläne zu verfolgen. Dazu zählen
Veränderungen Ihrer Arbeitsmuster, die Ihren *Initiativenaktions-
plan* ausmachen.

Ziele: Was wirkt?

Um Ihre Ziele in der Zukunft zu erreichen, ändern Sie, was jetzt geschieht. Die Ziele Ihrer Handlungen sind die Prozesse, Beziehungen
oder Strukturen, die Ihnen im Wege stehen. Wenn es Ihr Ziel ist,
mehr Anerkennung Ihrer Fähigkeiten zu bekommen, dann sind
wahrscheinliche Ziele Kollegen in Ihrem Team, Ihr unmittelbarer
Vorgesetzter und Personen in oberen Managementpositionen. Die
Ziele sind das, was Sie beeinflussen wollen, um Ihr Ziel zu erreichen. Um ein Ziel zu wählen überlegen Sie, wessen Anerkennung
Ihnen wichtig ist und bei wem Sie die besten Chancen einer Beeinflussung haben.

Ein gutes Ziel ist eines, das großes Potential für Wirkung hat.
Eine kleine Änderung des Verhaltens einer Person, eines Ablaufes
am Arbeitsplatz oder einer Unternehmenspolitik wird eine ein-
drucksvolle Resonanz erzeugen. Hier ist ein Beispiel: Wenn Ihr
Ziel der Aufbau eines größeren Teamgeists in Ihrer Arbeitsgruppe
ist, wird es Ihnen mehr bringen, die Meinungsführer in Ihrer Arbeitsgruppe zu beeinflussen. Wenn Ihr Ziel die Verringerung von
Termindruck ist, werden Sie eine größere Wirkung erzielen, wenn

Sie sich auf den Projektleiter, der die Zeit vorgibt, konzentrieren. Halten Sie sich bei der Planung von Eingriffen immer daran, den Faktor zu ändern, der die größtmögliche Wirkung auf Ihr Problem sowie das größte Potential hat, Ihnen beim Erreichen Ihres Ziels zu helfen. Sie sind nur eine Person; das Unternehmen, das Sie zu ändern versuchen, ist groß. Sie werden das nicht mit roher Gewalt schaffen. Sie müssen sorgfältig einige Ziele auswählen, die große Wirkung haben werden.

„Mein Verhältnis zur Arbeit"-Test

Ihre Testergebnisse helfen Ihnen, das komplexe Netz von Einflüssen, Strukturen und Barrieren bei der Arbeit zu durchtrennen, um die Themen zu wählen, die zu den effektivsten Verbesserungen Ihres Arbeitslebens führen würden. Betrachten Sie die Punkte mit den größten Ungleichgewichten. Diese definieren problemgeladene Bereiche in Ihrem Berufsleben, die eindeutig aus dem Gleichgewicht sind. Zum Beispiel: Wenn Ihre Ungleichgewichte im Bereich Anerkennung Ihre eigentliche Zufriedenheit mit der Arbeit betreffen (B9 und B10), dann sind die effektivsten Ziele die Personen und Prozesse, die Ihnen Ihre Aufgaben zuteilen.

Was sind die heißen Themen?

Eine andere Perspektive hinsichtlich Wirkung kommt von anderen Personen im Unternehmen. Beachten Sie, was Ihre Kollegen als heiße Themen bestimmen. Es könnten Macht, Geld oder Kompetenz sein. Es kann sein, dass der Chef jedes Mal, wenn das Team die Produktionshöhe des vorherigen Quartals übertrifft, eine Prämie bekommt. Der Mittelpunkt ihrer Aufmerksamkeit wird Ihnen helfen zu verstehen, wie Dinge innerhalb des Unternehmens laufen. Wenn Ihr Plan erfolgreich auf eine Person oder einen Prozess abzielt, der die Dinge im Unternehmen lenkt, haben Sie eine größere Chance auf beständige Wirkung.

Was ist machbar?

Ein Ansatzpunkt wird keinen Nutzen haben, wenn er nicht machbar ist. Das Letzte, was Sie brauchen, ist, mit dem Kopf gegen die Wand zu rennen. Sie können viel tun, um Ihre Situation zu verbessern, aber einige Ziele – obgleich sinnvoll – sind eine riskante Angelegenheit. Wenn Sie in einer Regierungsstelle arbeiten, die einen Lohnstopp eingeführt hat, ist die Erfolgswahrscheinlichkeit, eine beträchtliche Gehaltserhöhung zu bekommen, gering. Es ist am besten, dies nicht als kurzfristiges Ziel zu sehen, obwohl eine Verbesserung Ihrer finanziellen Vergütung ein legitimes Ziel auf längere Sicht bleibt.

Ein weiteres Beispiel: Ihr langfristiges Ziel ist die Verringerung der Arbeitsmenge, die Sie sich über das Wochenende mit nach Hause nehmen. Aber der Arbeitstag ist mit so vielen Meetings vollgestopft, dass Sie das Büro verlassen müssen, um irgendetwas fertigzubringen. Einfach damit aufzuhören, Arbeit mit nach Hause zu nehmen, kann Sie mit Ihrer Büroarbeit noch weiter in Verzug bringen. Deshalb brauchen Sie ein machbareres, unmittelbareres Ziel. Ein unmittelbares Ziel ist es, Meetings an Freitagen zu vermeiden, sodass Sie eine Chance haben, wichtige Arbeiten vor dem Wochenende zu erledigen. Bei dem Bestreben, an Freitagen keine Meetings anzusetzen, berücksichtigt der Plan Wege, wie Ihre Gruppe die Arbeit zu anderen Zeiten während der Woche fertigstellen kann. Indem sich der Plan von den Hauptpunkten, die nicht von einer Einzelperson beeinflussbar sind, zurückbewegt, erkennt er bescheidenere Ziele, die für Ihren Einfluss empfänglicher sind.

Ein effektiver Plan beginnt mit sogleich umsetzbaren, kurzfristigen Zielen. Erfolg ermuntert und ist auch aufschlussreich. Wenn Sie auf dem Weg zu bescheidenen Zielen auf eine Wand stoßen, haben Sie etwas über die Empfänglichkeit Ihrer Firma gelernt. Sie finden vielleicht, dass Sie viel Freiraum haben, um einige Aspekte Ihres Arbeitslebens zu verändern, doch sehr wenig Spielraum in anderen Bereichen. Diese Information wird Ihnen bei der Gestaltung eines Plans helfen, um ein Verhältnis zur Arbeit zu entwickeln, das sowohl für Sie als auch für Ihren Arbeitgeber erfüllend ist. Sie müssen auf Zack bleiben und sorgfältig beachten, wie Es Ihre Initiativen aufnimmt, und Sie müssen bereit sein, sich an Ihre tatsächliche Situation anzupassen. Die Flexibilität bei Ihrer Gestaltung ist ein echtes Plus.

Schritt Vier: Fortschritt verfolgen

Es ist wichtig, dass Sie Ihren Fortschritt sorgfältig verfolgen. Eine kleine, zarte Verbesserung kann maßgeblich sein, besonders wenn es wenig Hoffnung auf eine wesentliche, bedeutsame Veränderung zu geben scheint. Die Verfolgung des Fortschritts umfasst einen kurzen Vermerk darüber, was Sie versucht haben und wie andere darauf reagiert haben. Sie umfasst auch eine Rückkehr zum Test „Mein Verhältnis zur Arbeit", um die Übereinstimmungen und Ungleichheiten in Ihrem Leben neu zu bewerten. Aktualisieren Sie und füllen Sie das leere Formular über den Aktionsfortschritt (Tabelle 1) aus, um Ihren Fortschritt bei Beendigung der vier Schritte

Tabelle 1. *Aktionsplan zur Umsetzung*

Bereich des Arbeitslebens: _____

Problem: _____

Problem definieren	Ziele setzen	Handeln	Zeitrahmen	Fortschritt verfolgen
1.		⊙ ·········· ⊙ ·········· ⊙ ··········	⊙ ·········· ⊙ ·········· ⊙ ··········	⊙ ·········· ⊙ ·········· ⊙ ··········
2.		⊙ ·········· ⊙ ·········· ⊙ ··········	⊙ ·········· ⊙ ·········· ⊙ ··········	⊙ ·········· ⊙ ·········· ⊙ ··········
3.		⊙ ·········· ⊙ ·········· ⊙ ··········	⊙ ·········· ⊙ ·········· ⊙ ··········	⊙ ·········· ⊙ ·········· ⊙ ··········

zu verfolgen. In den Kapiteln 4–9 werden Sie vervollständigte Bei-
spielformulare des Aktionsfortschritts sehen. Sie behandeln die
sechs Strategien zur Verbesserung Ihres Verhältnisses mit Ihm im
Detail.

In welchem Bereich Ihres Arbeitslebens sind die Zahlen am
höchsten? Wie haben Sie das Problem auf eine machbare Weise
identifiziert? Wohin werden Sie gehen? Bestimmen Sie Ihr langfristiges Ziel. Und was ist Ihr Aktionsplan, kurz gesagt?

Wie sieht Ihr Zeitrahmen aus? Schreiben Sie Zieldaten für jedes
Projekt auf. Geben Sie an, wann Sie erwarten zu handeln, wann
Sie hoffen, einen ersten Fortschritt zu sehen und wann Sie hoffen, Ihr langfristiges Ziel zu erreichen. Lassen Sie in der Zeitleiste
Platz für Bemerkungen und Änderungen: Sie können nicht alles,
was in Ihrer Arbeitswelt passieren wird, vorhersehen. Deshalb
müssen Sie bereit sein, im Laufe des Prozesses Änderungen vorzunehmen. Wichtige Entwicklungen dauern oft länger, als Sie es
erwarten.

Den Fortschritt zu verfolgen hilft. Es erinnert Sie daran, was Sie
getan haben und warum. Es zeigt auf, wie Sie vorankommen. Der
Eintrag muss nicht einfallsreich sein, einfach ein Vermerk auf einer Zeitlinie.

Allgemeine Richtlinien

Hier sind noch einige Tipps, die Sie berücksichtigen sollten, wenn
Sie Ihr Vier-Schritte-Programm für jeden der sechs Arbeitsbereiche
durcharbeiten.

Rechnen Sie mit Widerstand bei der Veränderung

Ihre Situation bei der Arbeit wird wahrscheinlich von einer Menge
Trägheit begleitet. Wenn Sie ein ernstes Ungleichgewicht bei der
Arbeitsbelastung feststellen, haben Sie sich vielleicht bereits ein
angespanntes Verhältnis zu Ihrer Firma angewöhnt.

⊚ Ihr Unternehmen oder Ihre Organisation erwartet von Ihnen,
  dass Sie weiterarbeiten.
⊚ Ihr Vorgesetzter und Ihre Kollegen zeigen vielleicht wenig Interesse für Ihre Erschöpfungsgefühle, Ihren Zynismus oder Ihre
  Entmutigung.
⊚ Für andere Kollegen ist es vielleicht schwer sich vorzustellen,
  dass Sie berechtigte Beschwerden haben.

Die Arbeit, das Tempo und Interaktionen anderer Leute passen zu Ihren derzeitigen nicht harmonischen Verhältnissen bei der Arbeit. Ihre derzeitige unbehagliche Situation wird von allem, was um Sie herum geschieht, verstärkt und weiter fortgesetzt. Aus diesem Muster auszubrechen ist eine große Sache. Ohne Aktivität Ihrerseits geht es einfach so weiter, mit wenig Interesse für Ihre Gefühle.

Jede Veränderung Ihrer Handlungen wird die anderen ein bisschen aus der Fassung bringen. Ihr neu gestalteter Aktionsplan wird von ihnen verlangen, dass sie sich anpassen – vielleicht nur ein wenig, vielleicht sehr. Die Vortrefflichkeit Ihres neu gestalteten Arbeitslebens wird vielleicht überhaupt nicht begrüßt. Man wird Druck – leichten und nicht so leichten – ausüben, um Sie zu Ihren vorherigen Mustern zurückzubringen, um nicht für Ärger zu sorgen. Diesem Druck standzuhalten, während Sie sich als dynamischer, produktiver Teil Ihrer Arbeitswelt definieren, ist ein wesentlicher Teil jeden Plans.

Zum Beispiel: Wenn Ihre Zeitmanagementanalyse ein bestimmtes Verhalten als geringe Priorität einstuft, dann wird es wahrscheinlich Interessensgruppen geben, die der Meinung sind, jene Aktivitäten *sind* sehr wichtig. Sie werden dann daran arbeiten, Ihre Prioritäten zu beeinflussen. Wenn Ihr Chef jedes Mal, wenn die Einheit mehr mit weniger Mitteln schafft, eine Prämie bekommt, werden Sie auf eine Menge Widerstand gegen Ihre Pläne, das Tempo zurückzuschrauben, stoßen.

Die Kehrseite dieses Widerstands ist die Macht derselben Arbeitsumgebung, Ihre neue Arbeitsgestaltung, wenn diese einmal etabliert ist, weiterzuführen.

Manchmal können Ihnen kleine Änderungen Ihrer täglichen Routine dabei helfen, größere Veränderungen in Ihrem Verhältnis zur Arbeit vorzunehmen. Eine Veränderung an Ihrem Arbeitsplatz oder an der Art, wie Sie mit anderen interagieren, kann Ihnen helfen, neue Ansätze zur Erledigung der Dinge zu begründen – zum Beispiel die Anpassung Ihrer Arbeitsbelastung. Diese Strategien folgen Ihrem allgemeinen Ansatz, Probleme zu erkennen, Ziele zu setzen und zu handeln. Sie beinhalten besondere Prozesse, die sich bei Ihnen vielleicht noch nicht ereignet haben.

Die in den folgenden Abschnitten dargelegten Strategien sind nicht als vollständige, umfassende Auflistung gedacht. Wir haben einen großen Bereich an Ansätzen abgedeckt. Einige passen wahrscheinlich genau für Ihre Situation; andere müssen vielleicht von Ihnen abgeändert werden, damit sie in Ihre Arbeitswelt passen. Es gibt vielleicht noch andere Eigenschaften der Arbeitssituation, die

Sie als Teil Ihrer Vorgehensweise zur Behandlung ernster Ungleichgewichte ändern können.

Suchen Sie sich Verbündete

Jede Strategie eröffnet eine Möglichkeit, mit anderen zu arbeiten.
Sie sind nicht alleine. Rund um Sie kämpfen andere Personen
mit ganz ähnlichen Problemen. Ihre Ziele haben Platz für die Zusammenarbeit mit anderen, um gemeinsame Interessen voran-
zutreiben. Der in diesem Buch verwendete Ansatz ermutigt Sie,
mögliche Verbündete für die von Ihnen entwickelten Initiativen
zu erwägen.
  Sie können alle Hilfe, die Sie bekommen, brauchen. In Ihrem
Berufsleben und in Ihrem Privatleben gibt es Menschen, die Ihnen
Gutes wollen. Es gibt Menschen, die mit Ihnen viele Enttäuschungen
und Hoffnungen teilen. Sich mit anderen zusammenzuschließen
kann Ihnen helfen, Ihren Plan klüger zu gestalten. Sie finden vielleicht auch andere Personen, die gewillt sind, zur Verbesserung
ihres Verhältnisses mit Ihm Maßnahmen zu ergreifen. Es gibt hier
Potential für emotionale Unterstützung sowie praktische Ratschlä-
ge. Ein gemeinsames Abenteuer macht einfach mehr Spaß.

Bewerten Sie Ihre Risiken

Handeln ist immer risikobehaftet. Unser Ansatz ermuntert Sie, die
möglichen Fallen jeder Initiative zu berücksichtigen. Er beachtet
Risiken für Ihre Produktivität, die Sicherheit Ihres Arbeitsplatzes
und Ihr Wohlbefinden. Sie sollten sich jedes Risikos, das Sie eingehen, völlig bewusst sein.
  Denken Sie an die Gefahren, bevor Sie sich auf die Reise machen. Ihre gegenwärtige Situation ist weit davon entfernt, perfekt
zu sein. Der Plan ist, das zu verbessern, was nicht funktioniert; gefährden Sie nicht alles. Ihre derzeitige Anstellung ist nicht nur eine
brauchbare Quelle, um Ihren Lebensunterhalt zu verdienen. Sie
ist Ihr bester Ausgangspunkt, um zu einem anderen Arbeitsplatz
zu wechseln, falls Sie sich dazu entschließen, Ihre derzeitige Arbeitsstelle zu verlassen. Erwerbstätige Menschen sind attraktivere
Kandidaten für einen Job als beschäftigungslose. Es verlangt deshalb aus vielen Gründen ernste Überlegungen, Ihre Anstellung zu
gefährden.
  Risikobewertung geht über das Schützen Ihrer Arbeitsplatz-
sicherheit hinaus. Einige Vorgehensweisen können andere Schwer-
punkte Ihrer Karriere gefährden: Chance auf Beförderung, Chance

auf angenehme Arbeit, persönliche Beziehungen zu Arbeitskollegen oder die Freiheit, Ihre Werte in Ihre Arbeit einzubringen. Die Einleitung von Veränderungen in Ihrem Berufsleben ist immer eine riskante Angelegenheit. Der Plan ist, nicht alle Risiken zu vermeiden, sondern die Risiken, die Sie eingehen, von Anfang an zu erkennen und zu akzeptieren.

Bleiben Sie positiv

Zusätzlich zu diesen strategischen Schritten fördert unser Ansatz ein pro-aktives Verhalten gegenüber Ihren Bemühungen.

⊚ *Entwickeln Sie einen Hang zum Handeln.* Unser Ansatz spricht Probleme bei der Arbeit mit Weitblick, Beharrlichkeit und Entschlossenheit an. Entscheidungen zu treffen ist Ihre Art, Probleme und unbestimmte Situationen bei der Arbeit zu lösen. Das ist kein Handbuch zur Erleuchtung von Faulpelzen. Es erfordert Überlegung, Bemühung und Mut.

⊚ *Behalten Sie eine optimistische Einstellung bei.* Ihre Erfahrungen mit Burnout sind entmutigend. Diese Entmutigung an sich bremst Sie ein. Bestandteil jedes Aktionsplans ist eine positive Einstellung. Sie haben eine heitere Zukunft vor sich. Sie lassen Misserfolge, Enttäuschungen und Rückschläge hinter sich, indem Sie aus den Erfahrungen lernen und nicht dabei verweilen. Sie erkennen klar die Kehrseite einer Enttäuschung und kehren für den nächsten Schritt zu Ihrem optimistischen Blickwinkel zurück. Egal wie missmutig Sie sich nun fühlen, Sie bauen sich selbst für diese Herausforderung auf. Sie haben Hoffnung.

⊚ *Bleiben Sie im Mittelpunkt.* Sie sind die primäre Ressource für diesen Plan. Alles beruht auf Ihrer Fähigkeit, einem komplexen Problem auf den Grund zu gehen, vernünftige Ziele zu definieren, wirkungsvolle Ansatzpunkte zu ermitteln und einen Aktionsplan zu Ende zu bringen. Dazu bedarf es des Muts, Tempos und Durchhaltevermögens. Investieren Sie die Vorbereitung und die Konzentration, die erforderlich sind, um einen Marathon zu laufen oder einen sehr hohen Berg zu besteigen. Sie können Ihre Energie und Begeisterung nicht in den ersten zehn Minuten verschleudern.

Doch mit Ausdauer, Einsatz und einer genauen Beachtung des in den folgenden Kapiteln präsentierten Ansatzes werden Sie es zu Ende bringen. Und der Erfolg wird Sie mit einem erfüllteren Leben bei der Arbeit belohnen.

Kapitel 4

Probleme der Arbeitsbelastung lösen

Jedes lebendige Unternehmen stellt mehr Anforderungen, als Sie erfüllen können. In einer Informationsgesellschaft werden die Menschen ständig mit Informationen, Lesestoff und Lernmöglichkeiten überflutet. In einer Dienstleistungsgesellschaft haben Kunden hohe Erwartungen an die Qualität der Dienstleistung, ihre zeitliche Abstimmung und an die Anpassung an kundenspezifische Anforderungen. In einer regulativen Umgebung haben Regierungsbehörden und Berufsverbände ein ständiges Bedürfnis nach Daten, Formularen und Berichten. Es gibt genug Dinge, die Sie permanent auf Trab halten. Heutzutage erfordert es einen strengen Fokus, besonderes Bemühen und bestimmtes Handeln, um in Ihrem Arbeitsleben Ihre eigene Marschrichtung einzuhalten.

Wenn Ihr Profil ein großes Ungleichgewicht im Bereich der Arbeitsbelastung zeigt, müssen Sie sich damit befassen, was Sie tun müssen, wie viel getan werden muss und wo, wann und wie schnell Sie es tun müssen. Nicht immer ist die Antwort weniger zu arbeiten, sondern immer die Arbeit auf andere Weise zu verrichten. Mit unzumutbaren, unüberschaubaren oder unerträglichen Anforderungen überlastet zu sein ist ermüdend und entmutigend. Ihre Herausforderung ist es, diesen Druck in ein tragbares Arbeitsleben zu verwandeln. Dazu müssen Sie eine Strategie wählen, die Ihren Berufswünschen, Ihrer Begabung und Ihrer Arbeitssituation entspricht.

Gehen wir nun das vierstufige Programm durch und sehen wir uns an, wie Sie Ihre Probleme im Bereich der Arbeitsbelastung lösen können.

Schritt Eins: Problem definieren

Sie haben also eine hohe Punktezahl im Bereich *Arbeitsbelastung*. Doch was genau ist das Problem? Wie würden Sie es auf eine Weise definieren, die verständlich, überschaubar und geeignet ist, zu einem Ziel und Aktionsplan zu führen?

Auch wenn Sie sich des Problems schmerzhaft bewusst sind, kann es schwierig sein, es in einen Rahmen zu übertragen, der ein Vorgehen gegen dasselbe unterstützt. Sie wissen, wie schlecht Sie sich fühlen, wenn Sie in Verzug geraten, wichtige Details beschönigen, Möglichkeiten des persönlichen Kundenkontakts ignorieren oder es erlauben, dass die Arbeit Ihr Privatleben beeinträchtigt. Der Punkt hier ist, dass Sie lernen, Ihre Erfahrung mit dem Problem in ein bearbeitbares Problem umzuwandeln.

Im Hinblick auf den Test „Mein Verhältnis zur Arbeit" vermerken Sie auf dem Formular die Positionen der Arbeitsbelastung, bei denen Sie ein Ungleichgewicht oder großes Ungleichgewicht erzielt haben. Eine höhere Punktezahl bedeutet größere Probleme. Der Inhalt der Positionen, in welchen Sie Ihr Ungleichgewicht erleben, zeigt die Dimensionen der Arbeitsbelastung auf, die besonders schlimm sind.

Beschreiben Sie Ihr Arbeitsbelastungsproblem kurz angesichts Ihrer Punktezahl im Test „Mein Verhältnis zur Arbeit" und Ihrer Erfahrung mit dem Ungleichgewicht. Hier sind einige Beispiele, die wir in diesem Kapitel untersuchen werden.

Arbeitsbelastungsproblem: Erschöpfung

Erschöpfung reduziert Ihre Initiative, während sie Ihre Leistungsfähigkeit für anspruchsvolle Arbeit stufenweise beschränkt. Eines der ausgeprägtesten Anzeichen für Burnout ist ein Erschöpfungsgefühl am Morgen, wenn man einem weiteren Arbeitstag gegenübersteht. Chronische Erschöpfung bedeutet geringe Belastbarkeit. Sie haben nicht die Ausdauer, Kraft und Zähigkeit, den Anforderungen standzuhalten.

Angaben im Test „Mein Verhältnis zur Arbeit". Erschöpfung ist ein allgemeines, mit übermäßiger Arbeitsbelastung verbundenes Problem. Sie hemmt Ihre Fähigkeit, sich um Ihre Arbeitsbelastung zu kümmern. Sie hemmt Ihre Fähigkeit, sich dieses Buch zunutze zu machen.

Erschöpfung wird durch Ungleichgewichte oder große Ungleichgewichte bei einer oder allen Positionen im Abschnitt Arbeitsbelastung (A1 bis A10) impliziert.

Arbeitsbelastungsproblem: Übermäßige Verfügbarkeit

Einige von uns sind einfach zu zugänglich für jede Menge Arbeit. Wir sind allzu präsent, zu willig und zu fähig. Die Menschen spüren das und beginnen, uns mehr Verantwortung aufzuladen. Uns wird schlicht und einfach zu viel aufgebürdet.

Angaben im Test „Mein Verhältnis zur Arbeit". Übermäßige Verfügbarkeit ist unbefriedigend und nicht aufrechtzuerhalten und in der heutigen Arbeitswelt absolut zu gebräuchlich.

Übermäßige Verfügbarkeit wird in den Positionen A3, A5, A6, A7, A8, A9 und A10 als Ungleichgewicht oder großes Ungleichgewicht vermerkt. Diese Positionen zeigen ein Übermaß an Zeit, in der man von anderen dirigiert wird, und ein Zuwenig an Zeit, um sein eigenes Arbeitstempo zu entwickeln.

Arbeitsbelastungsproblem: Nicht genügend Zeit

Die Zeit läuft zu schnell davon. Sie scheint mit dem Verfliegen der Tage, Wochen und Monate immer schneller zu werden. Wir fühlen uns, als könnten wir nicht Schritt halten, wir können nicht aufholen, es ist überwältigend und besiegt uns vielleicht letztendlich.

Angaben im Test „Mein Verhältnis zur Arbeit". Zeitdruck reflektiert ein schlecht geregeltes Arbeitsleben. Das macht Ihnen Angst. Auch Zeitdruck ist in der heutigen Arbeitswelt absolut zu häufig anzutreffen.

Zeitdruck wird durch Ungleichgewichte oder große Ungleichgewichte in den Positionen A1, A2 und A4 impliziert. Diese Positionen zeigen einen Mangel an Zeit, um Dinge zu tun, die getan werden müssen.

Arbeitsbelastungsproblem: Zu viel zugewiesene Arbeit

Sie werden ständig mit mehr Arbeit betraut, als Sie bewältigen können. Sie sind entmutigt, erschöpft und ständig anfällig dafür, kritisiert zu werden, weil Sie nicht alles erledigen konnten.

Angaben im Test „Mein Verhältnis zur Arbeit". Zeitdruck wird in den Positionen A1, A2, A3, A4 und A5 als Ungleichgewicht oder großes Ungleichgewicht vermerkt. Diese Punkte bewerten Ihre Erfahrung mit der gesamten Arbeitsbelastungsanforderung.

Dies sind einige der Probleme, die Sie möglicherweise feststellen, wenn Sie eine hohe Punktezahl im Bereich der Arbeitsbelastung haben. Das Problem ist, wo man beginnen soll. Wie können Sie

am besten die Mühe, die Unannehmlichkeit, den Verdruss und den
Ärger über zu viel Arbeit behandeln? Nächster Schritt ist die Festlegung von Zielen: Was wird an die Stelle des Problems treten?

Schritt Zwei: Ziele setzen

Nachdem Sie Arbeitsbelastungsprobleme definiert haben, ist der
nächste Schritt die Festlegung, was in Ihrem Arbeitsleben an deren Stelle treten soll. Im Test „Mein Verhältnis zur Arbeit" ist die
Sache ziemlich direkt: Ersetzen Sie großes Ungleichgewicht durch
Ungleichgewicht; ersetzen Sie Ungleichgewicht durch passt genau.
Betrachten wir nun verschiedene Wege, um den eben besprochenen Problemen gegenüberzutreten.

Arbeitsbelastungsziel für Erschöpfung: Belastbarkeit

Eine großartige und wunderbare Alternative zur Erschöpfung ist
Belastbarkeit. Wir sind imstande, unsere Fähigkeit, in schwierigen
Situationen weiterzuarbeiten, aufzubauen. Ungeachtet Ihres Erfolgs beim Verbessern der Qualität Ihres Arbeitslebens sind Sie
imstande, Ihre körperliche Kraft und Ausdauer bis zu dem Punkt
zu erhöhen, an dem Sie ein höheres Anforderungsniveau aushal-
ten und mehr Enttäuschungen ertragen, ohne der Erschöpfung zu
erliegen. Eine Person, die aktiv an einem Fitnessprogramm, das
Kraft und Flexibilität fordert, mitmacht, wird zum Beispiel weniger
wahrscheinlich unter Rückenschmerzen bei der Arbeit leiden. Die
Fähigkeit, sich tief und schnell in einer Arbeitssituation entspannen zu können, ist ein wirksamer Puffer gegen psychologische Be-
lastungen bei der Arbeit.

Es gibt weitere mögliche Ziele bei der Behandlung von Müdig-
keits- und Erschöpfungsproblemen: die Arbeitsmenge reduzieren,
die Arbeitsleistung reduzieren, Überstunden machen beziehungsweise einen ausgedehnten Urlaub nehmen. Die Wahl des besten
Ansatzes hängt von Faktoren in Ihrem Arbeitsleben und Privatleben ab. Ihr Privatleben toleriert vielleicht nicht, dass Sie mehr
Stunden bei der Arbeit verbringen. Oder vielleicht ahnen Sie es
voraus, dass Überstunden zu machen nur auf mehr zugeteilte Arbeit hinauslaufen wird. Sie haben vielleicht nicht die Urlaubstage
für einen ausgedehnten Urlaub, oder die Firma überredet ihre Mitarbeiter, nicht ihren gesamten Urlaub zu konsumieren. All diese
Überlegungen fließen in die Auswahl eines Ansatzes zur Behandlung von Erschöpfung ein. Aber egal ob einer dieser Ansätze die
beste oder einzige Lösung für Ihre spezielle Art von Erschöpfung ist

oder nicht, körperliche Fitness kann Ihnen auf dem Weg, den Sie
letztendlich zur Behandlung des Problems wählen, helfen.

Arbeitsbelastungsziel für übermäßige Verfügbarkeit: Ungestörte Arbeitszeit schaffen

Wenn Sie durch übermäßige Verfügbarkeit hin und her geris-
sen werden, hätten Sie vielleicht gerne etwas Zeit außerhalb des
Stroms von Anforderungen, um Projekte oder Aufgaben bearbei-
ten zu können. Zeitspannen während der Arbeitszeit, in denen
Sie sich darauf verlassen können, nicht unterbrochen zu werden,
erlauben Ihnen, Ihr persönliches Tempo festzulegen. Sie erlauben
es Ihnen, sich auf ein einziges Thema zu konzentrieren, anstatt
von externen Anforderungen in alle Richtungen gezogen zu werden. Sie erlauben es Ihnen, etwas fertigzustellen, anstatt ständig
mit mehrfachen Aufgaben zu jonglieren, von welchen keine jemals erledigt wird. Sie machen Ihre Arbeitsanforderungen mach-
barer.

Arbeitsbelastungsziel für nicht genügend Zeit: Zeitmanagement verbessern

Sich effizient durch Ihre Arbeitsanforderungen bewegen zu können, Prioritäten setzen zu können und Zeitlinien beachten zu können, kann Ihre Fähigkeit, den Anforderungen eines intensiven
Arbeitslebens gewachsen zu sein, verbessern. Das Meiste aus der
begrenzten Zeit, Energie und Begabung zu machen, die Sie in Ihre
Arbeit einbringen, erfordert eine gezielte Strategie. Die Welt ist
voller Ablenkungen, die Ihre Zeit vergeuden können. Die Natur
Ihrer Arbeit entwickelt sich ständig, weshalb frühere Zeitmanage-
mentlösungen bald nach ihrer Entwicklung veraltet sind. Es ist
eine ständige Herausforderung, und es gibt immer Raum für Verbesserung.

Arbeitsbelastungsziel für zu viel zugewiesene Arbeit: Arbeitsbelastung reduzieren

Der direkteste Ansatz, um mit zu viel zugewiesener Arbeit umzugehen, ist das Aushandeln einer reduzierten Arbeitsbelastung. Dieses
Ziel ist machbar, wenn Sie Argumente dafür liefern können, dass
die Arbeitsbelastung unzumutbar ist, dass Sie innerhalb einer ver-
nünftigen Vorstellung die Arbeit erfüllen können und dass Sie ein
Gewinn für das Unternehmen sind.

Als Alternative kann das Unternehmen Ressourcen bereitstellen – Schulungen, unterstützende Mitarbeiter, Technologie –, die zu einer machbareren Umgestaltung Ihrer Arbeitsanforderungen führen können. Der Schlüssel ist die Entwicklung eines neuen Arbeitsbelastungsmusters, das es Ihnen erlaubt, sich mit den Schlüsselanforderungen zu beschäftigen. Der Haken dabei ist, dass auch neue Ressourcen anspruchsvoll sein können. Schulungsprogramme sind zeitraubend, unterstützende Mitarbeiter benötigen Führung und Technologien sind zeitintensiv in der Aneignung und müssen ständig auf dem neuesten Stand gehalten werden. Es erfordert sorgfältige Planung um sicherzustellen, dass zusätzliche Ressourcen Ihre Arbeitsbelastung tatsächlich reduzieren.

Diese vier Ziele sind Beispiele von Zuständen, die positive Gegensätze zu den in den vorangegangenen Abschnitten ermittelten Arbeitsbelastungsproblemen darstellen. Obwohl viele Menschen diese Probleme durchmachen, sorgen Arbeitsbelastungsungleichgewichte für andere Formen von Gefahren. Mit dem Formular über den Aktionsfortschritt als Leitfaden können Sie Ziele für andere Probleme definieren, die diesem Schema entsprechen.

Schritt Drei: Handeln

Handeln erfordert einen Mix aus Kreativität, Problemlösung und Mut. Dieser Abschnitt bietet allgemeine Richtlinien zum Handeln und Beispiele, wie Menschen diese Richtlinien zur Behandlung Ihrer Probleme mit Arbeitsbelastung verwendet haben. Üblicherweise ist ein einzelner Eingriff ein Teil einer umfassenden Strategie, um die Kontrolle Ihres Arbeitslebens zu übernehmen. Selten ändert eine einzige Aktion, egal wie raffiniert und wohl überlegt diese sein mag, Ihr tägliches Arbeitsleben grundlegend. Doch über die Zeit gesehen bauen diese Aktionen ein ausgeprägtes und besseres Verhältnis zum Unternehmen auf.

In jedem in der folgenden Erörterung dargelegten Fall empfehlen wir einen Aktionsplan, der auf einem bestimmten, aus Ihrer Definition des zu bewältigenden Problems resultierenden Ziel basiert.

Arbeitsbelastungsziel: Belastbarkeit

Belastbarkeit ist ein Mix aus körperlichem Wohlbefinden und positiver Einstellung. Es ist eine Eigenschaft, die Sie über die schwierigen Strecken bringt. Belastbarkeit bekämpft die bestimmendste und schwächendste Eigenschaft von Burnout: Erschöpfung. Obwohl eine Vergrößerung Ihrer Belastbarkeit Sie nicht gegen alle Arbeitsanforderungen immun macht, erhöht sie doch die Spanne der Anforderungen, Enttäuschungen und schwierigen Situationen, die Sie ertragen können. Und was noch wichtiger ist, die Methoden, die Sie einsetzen, um Ihre Gesundheit und Ihren Blickwinkel zu vergrößern, bilden die Basis, um die Kontrolle über Ihr Arbeitsleben zu übernehmen.

Indem Sie über Ihren Gesundheitszustand und Ihr Wohlbefinden reflektieren, können Sie die Art des für Sie hilfreichen Programms definieren. Zu den Möglichkeiten zählen Aerobicübungen, Sport, Kraftaufbau, Entspannung, Meditation, psychologische/soziale Therapie und andere mentale Gesundheitsprogramme, die zur Verbesserung emotionaler Belastbarkeit beitragen, und viele andere. Zeitweise werden diese Programme am besten mit Behandlungsmethoden für chronische Krankheiten ergänzt.

Beginnen Sie mit einem persönlichen Fitnessprogramm

Es ist nicht schwierig, eine angenehme und relativ preiswerte örtliche Trainingshalle, ein Fitnessstudio oder dergleichen zu finden. Ihre Recherche kann Gespräche mit Freunden, das Lesen von Werbematerialien und die Nutzung einwöchiger Probeangebote einschließen. Das unmittelbare Ziel ist die regelmäßige Teilnahme, bis Ihre Belastbarkeit durch Ihre Aktivität verbessert wird.

Fördern Sie ein Fitnessprogramm am Arbeitsplatz

In vielen Unternehmen und Organisationen gibt es Programme, die innerhalb oder außerhalb des Standortes stattfinden, durch welche die Gesundheit hauptsächlich durch körperliche Betätigung und die Art der Ernährung verbessert werden soll. Die Mitarbeiter werden oftmals animiert, diese Programme aufgrund Ihrer günstigen Lage an der Arbeitsstätte, des Kostenvorteils eines subventionierten Programms und der Möglichkeit, mit Freunden zu trainieren, zu nutzen. Zu den Gesundheitsinitiativen zählen auch die Verbesserung von Essgelegenheiten wie Kantinen vor Ort oder Verkaufsautomaten. Sind diese nicht verfügbar, so könnte deren Einführung ein effektives Ziel für Handlungen sein.

Nehmen Sie an einem Programm für emotionale Belastbarkeit teil

In vielen Branchen ist emotionale Erschöpfung ein größeres Risiko als körperliche Erschöpfung. Die emotionalen Anforderungen, für einen anspruchsvollen Kundenkreis Dienste zu leisten oder in einer dynamischen Firmenumgebung Führungsaufgaben wahrzunehmen, können beängstigend sein. Es gibt Arbeitsplatzprogramme zur Entwicklung von emotionaler Belastbarkeit und *emotionaler Intelligenz* – die Fähigkeit, dass Einfühlungsvermögen bei der Arbeit auf konstruktive Weise präsent ist. Zu den alternativen Ansätzen zählen Meditation, Massage oder Übungen zur Entwicklung von Ruhe und Personenzentriertheit.

Siehe Tabelle 2, die einen Aktionsplan zur Umsetzung der in diesem Abschnitt beschriebenen Ziele zeigt.

Arbeitsbelastungsziel: Ungestörte Arbeitszeit schaffen

In vielen Fällen kann es schwer sein, Zeit für sich zu bekommen, um Projekte zu verfolgen. Aber ein Vorteil dieser Strategie ist, dass Sie nicht andere Personen dazu bringen müssen, etwas zu tun, außer Sie in Ruhe zu lassen. Die Ziele zur Erlangung ungestörter Zeit sind oftmals auf die Menschen, Prozesse und Routinen konzentriert, die Sie zu einfach für andere verfügbar machen. Hier sind einige mögliche Aktionspläne, um dieses Ziel zu erreichen.

Den Platz wechseln

Sie profitieren vielleicht von etwas mehr Distanz. Wenn Sie Ihren Arbeitstag in der Schusslinie verbringen – das erste Gesicht, das Ihr Chef sieht, wenn etwas zu tun ist; die erste Person, die ein Kunde sieht, wenn er bei der Tür hereinkommt –, dann erwägen Sie einen Umzug. Einen attraktiven Ersatzplatz zu finden kann eine echte Herausforderung darstellen und Überzeugung und Druck Ihrerseits erfordern. Es erfordert, die für Platzzuteilungen zuständige Dienststelle davon zu überzeugen, dass Sie einen guten Grund dafür haben, Ihren Arbeitsbereich zu verbessern.

Tauschen

Eine weitere Strategie zur Schaffung von Zeit für Projekte ist es, mit Kollegen zu tauschen. Ein Arbeitskollege übernimmt für eine Stunde oder einen Vormittag Ihre Kontakte, während Sie ein Projekt bei der Arbeit verfolgen, und Sie übernehmen am nächsten Tag für diesen Arbeitskollegen. Sie machen eine doppelte Aufgabe im Tausch gegen etwas Raum zum Atmen.

Tabelle 2. *Aktionsplan zur Umsetzung*

Bereich des Arbeitslebens: Arbeitsbelastung
Problem: Erschöpfung

Problem definieren	Ziele setzen	Handeln	Zeitrahmen	Fortschritt verfolgen
1. Entwickeln von Belastbarkeit und Zeitmaß	Ein persönliches Fitnessprogramm beginnen	⊙ Gibt es ein Programm im Unternehmen? ⊙ Legen Sie regelmäßige Zeiten für Ihr Fitnessprogramm fest ⊙ Wählen Sie ein aktuelles Programm	⊙ 2 Wochen ⊙ 2 Wochen ⊙ 4 Wochen	⊙ .... ⊙ .... ⊙ ....
2. Entwickeln von Belastbarkeit und Zeitmaß	Unterstützen Sie die Errichtung einer Fitnesseinrichtung bei der Arbeit	⊙ Finden Sie ein passendes Programm? ⊙ Stellen Sie fest, ob andere Mitarbeiter auch interessiert sind ⊙ Präsentieren Sie das Konzept dem Management ⊙ Präsentieren Sie das Konzept dem Gesundheitsamt	⊙ 2 Wochen ⊙ 2 Wochen ⊙ 4 Wochen ⊙ 8 Wochen	⊙ .... ⊙ .... ⊙ ....
3. Entwickeln von Belastbarkeit und Zeitmaß	Nehmen Sie an einem Programm für emotionale Belastbarkeit teil	⊙ Gibt es ein Programm im Unternehmen? ⊙ Legen Sie regelmäßige Zeiten für Ihr Fitnessprogramm fest ⊙ Wählen Sie ein aktuelles Programm	⊙ 2 Wochen ⊙ 2 Wochen ⊙ 4 Wochen	⊙ .... ⊙ .... ⊙ ....

Seien Sie bei den Arbeitsstunden flexibel

Wenn Sie bei Ihrer Arbeitszeit flexibel sein können, kann Ihnen
ungestörte Zeit beschieden sein, wenn Sie besonders früh bei der
Arbeit sind. Das funktioniert nur, wenn Sie ein Morgenmensch
sind – wenn Sie wirklich fähig sind, am frühen Morgen konzen-
trierte Arbeit zu verrichten. Es muss auch in die Morgenroutine
Ihres Privatlebens und des Pendelns zur Arbeit passen. Aber wenn
diese Bedingungen erfüllt sind, kann Ihnen das regelmäßig ungestörte Zeit bescheren.

Zum Beispiel: Betty, eine Krankenschwester in der Notaufnahme, möchte einem Projekt zur Entwicklung einer besseren War-
teraumeinrichtung für kleine Kinder Zeit widmen. Denn Kinder
verbringen oft Stunden im Krankenhaus, während ein Elternteil
oder Geschwisterteil in Behandlung ist oder darauf wartet, behandelt zu werden. Im täglichen Arbeitsablauf einer Notfallstation
ist es schwierig, ungestörte Zeit zu bekommen. So arbeitete Betty
mit einer anderen Krankenschwester aus dem gleichen Schicht-
plan einen Tausch aus. Jede würde für die andere zwei einstündige
Zeitspannen pro Woche übernehmen. Dieser Tausch gab Betty die
Möglichkeit, die Grundlage für das Programm zu erarbeiten, das
nach sechs Monaten gemeinsamer Bemühung gestartet wurde.

Siehe Tabelle 3, die einen Aktionsplan zur Umsetzung der in diesem
Abschnitt beschriebenen Ziele zeigt.

Arbeitsbelastungsziel: Zeitmanagement verbessern

Ein Leben unter Zeitdruck ist stressig. Ihre guten Absichten, Projekte pünktlich abzuliefern oder auf Kundenwünsche sofort zu reagieren, werden überfordert, wenn zu viel zu tun ist. Aber es könnte
einfach sein, dass Sie uneffizient sind. Das ist der Punkt, an dem
Zeitmanagement ins Spiel kommt: Es geht davon aus, dass Sie Ihre
Aufgaben besser einteilen können.

Hören Sie auf, Zeit zu verschwenden

Arbeitsplätze in unserer Zeit bieten viele Gelegenheiten, um Zeit zu
verschwenden. Computer bieten vielfältige Möglichkeiten der Ablenkung. Angestellte an vernetzten Arbeitsplätzen vergeuden eine
verblüffende Menge an Zeit beim Surfen im Netz. Jedes Windows-
System wird mit Spielen ausgestattet, um die Undisziplinierten
auf den Pfad der Zeitverschwendung zu führen. (Höchst unwahr-
scheinliche letzte Worte: „Ich hätte mehr Zeit damit verbringen

Tabelle 3. *Aktionsplan zur Umsetzung*

Bereich des Arbeitslebens: Arbeitsbelastung
Problem: Übermäßige Verfügbarkeit

Problem definieren	Ziele setzen	Handeln	Zeitrahmen	Fortschritt verfolgen
1. Schaffen Sie ungestörte Arbeitszeit	Wechseln Sie den Arbeitsplatz räumlich	⊚ Finden Sie Ersatzorte ⊚ Legen Sie sich überzeugende Argumente für den Wechsel zurecht ⊚ Präsentieren Sie Ihre Argumente.	⊚ 2 Wochen ⊚ 2 Wochen ⊚ 4 Wochen	⊚ .... ⊚ .... ⊚ ....
2. Schaffen Sie ungestörte Arbeitszeit	Tauschen Sie Pflichten mit den Kollegen, um Zeit für Projekte zu gewinnen	⊚ Finden Sie potentielle Projekte ⊚ Legen Sie sich überzeugende Argumente für Ihre Mitarbeit bei diesem Projekt zurecht ⊚ Präsentieren Sie Ihre Argumente	⊚ 2 Wochen ⊚ 2 Wochen ⊚ 4 Wochen	⊚ .... ⊚ .... ⊚ ....
3. Schaffen Sie ungestörte Arbeitszeit	Versuchen Sie, zu unterschiedlichen Zeiten zu arbeiten	⊚ Ermitteln Sie die günstigsten Arbeitszeiten ⊚ Organisieren Sie Ihren Zeitplan um ⊚ Beurteilen Sie die Auswirkung der Veränderung	⊚ 2 Wochen ⊚ 2 Wochen ⊚ 4 Wochen	⊚ .... ⊚ .... ⊚ ....

sollen, Minesweeper zu spielen.") Textverarbeitungsprogramme
erlauben es, Berichte zu formatieren und die Berichte von Kollegen
umzuformatieren, damit sie sehr flott und toll aussehen. Doch in
welchem Umfang ist dieses Formatieren erforderlich?

Ineffektive Computernutzung kann zu einem Beinahe-Abhän-
gigkeitsstatus führen. Sie wissen, dass es schlecht für Sie ist, aber
Sie können einfach nicht damit aufhören. Sie entwickeln Erklä-
rungen, wie es Ihnen wirklich hilft zu entspannen. (Stellen wir
das klar: Um sich von Ihrer Arbeit, bei der Sie den ganzen Tag
vor einem Computerbildschirm sitzen, zu entspannen, setzen Sie
sich vor einen Computerbildschirm?) Es ist Zeit, eine Bestandsaufnahme Ihrer Computernutzung zu machen, die Zeitvergeuder
zu notieren und sie aus Ihrem Arbeitstag zu entfernen. Übrigens,
in der Systemsteuerung von Windows gibt es eine Funktion zum
Hinzufügen oder Entfernen von Programmen, mit welcher die ab-
lenkende Software deinstalliert werden kann. Eine Beschränkung
Ihrer Surfzeit und der Zeit, die Sie mit dem Abrufen von E-Mails
verbringen, auf einen täglich begrenzten Zeitraum kann Ihre Produktivität ebenfalls steigern.

Setzen Sie Prioritäten

Wenn Sie mehr Arbeit haben, als Sie bewältigen können oder ter-
mingemäß bewältigen können, stellen Prioritäten sicher, dass Sie
die wichtigen Aufgaben zuerst erledigen. Die Managemententwi-
wicklungswelt ist mit Zeitmanagementsystemen überflutet. Die
Umsetzung eines systematischen Ansatzes zur Regelung Ihrer Zeit
kann das Durcheinander Ihres Arbeitstages verringern und es Ihnen erlauben, sich direkt auf Angelegenheiten zu konzentrieren,
die für Sie und andere in Ihrem Berufsleben von Bedeutung sind.
Eine wichtige Erwägung bei der Auswahl aus einer riesigen Anzahl
an verfügbaren Systemen ist, eines zu finden, das Sie auf lange
Sicht fortsetzen können.

Sie beginnen mit dem Prozess zur Stärkung Ihrer Zeitmanagementfähigkeiten, indem Sie Optionen recherchieren. Es gibt vielleicht Schulungen in Ihrer Firma, im örtlichen Gemeindezentrum
oder an der Universität. Die Auswahl eines Systems hängt ein
wenig davon ab, was verfügbar ist. Weitere Erwägungen sind Kosten und Aufwand: Einige Programme sind auf Technologie und
Zubehör gebaut, andere können auf einem Kalender ausgeführt
werden. Einige sind so komplex, dass sie schwierige Begriffsrätsel
darstellen, andere wiederum sind total einfach. Einige funktionieren nur gut innerhalb einer Arbeitsgruppeninitiative, andere

funktionieren ausgezeichnet als Einzelinitiativen. Berücksichtigen Sie die unterschiedlichen Eigenschaften, um ein System zu finden, das Ihnen dabei helfen kann, Ihre Zeit effektiver zu managen.

Delegieren Sie

Ihre Effektivität wird durch Ihre Fähigkeit zu delegieren beschränkt. Diese Fähigkeit wird durch Ihren persönlichen Stil definiert: Wenn Sie sich der Kontrolle aller Details verschreiben, dann geben Sie wichtige Arbeit nur ungern an andere ab. Diese Fähigkeit wird auch durch die Eigenschaften der Mitarbeiter definiert: Verfügen diese über die Qualifikation und das Urteilsvermögen, um wichtige Pflichten zu erledigen?

Sie können Ihre Delegierfähigkeit durch einen schrittweisen Entwicklungsprozess des Potentials Ihrer Mitarbeiter erweitern. Dieser Ansatz schafft ein kompetenteres und engagierteres Team. Ihre direkte Beteiligung an der Entwicklung des Mitarbeiterpotentials gibt Ihnen eine gute Vorstellung von der Höhe der Verantwortung, die Sie jedem Mitarbeiter übertragen können. Wenn dies erfolgreich ist, bedeutet eine wohl durchdachte Delegierungsstrategie, dass Ihre Zeit und Verfügbarkeit nicht länger der Engpass in Ihrem Bereich sind.

Die Schritte beginnen damit, das Potential jeder Person durch Leistungsbeurteilung und Karriereplanung zu ermitteln. Sie gehen im Einklang mit der Entwicklung der Mitarbeiter von einer strengen Überwachung der von Ihnen zugewiesenen Projekte zu einem größeren Abstand bei der Mitarbeiterkontrolle über.

Siehe Tabelle 4, die einen Aktionsplan zur Umsetzung der in diesem Abschnitt beschriebenen Ziele zeigt.

Arbeitsbelastungsziel: Arbeitsbelastung reduzieren

Die Verringerung Ihrer Arbeitsbelastung in einer Zeit, in der man mehr mit weniger Mitteln vollbringt, ist eine Herausforderung. Aber sie kann wesentlich sein für Ihre Fähigkeit und Bereitschaft, Ihren Job weiterzuführen.

Überredung

Ihren Chef davon zu überreden, Ihnen eine Pause von anspruchsvollen Tätigkeiten für Projektarbeit zu gönnen, erfordert eine klare Begründung. Es gibt Gründe mit größeren Aussichten auf Erfolg:

Tabelle 4. Aktionsplan zur Umsetzung

Bereich des Arbeitslebens: Arbeitsbelastung
Problem: Nicht genügend Zeit

Problem definieren	Ziele setzen	Handeln	Zeitrahmen	Fortschritt verfolgen
1. Zeitmanagement verbessern	Hören Sie auf, Zeit zu verschwenden	⊙ Ermitteln Sie die Faktoren, die die Planung hemmen	⊙ 3 Wochen	⊙ .... ⊙ .... ⊙ ....
		⊙ Ermitteln Sie positive Tauschmöglichkeiten in der Planung	⊙ 2 Wochen	
		⊙ Präsentieren Sie Ihre Argumente	⊙ 2 Wochen	
2. Zeitmanagement verbessern	Setzen Sie Prioritäten	⊙ Finden Sie mögliche Ansätze	⊙ 2 Wochen	⊙ .... ⊙ .... ⊙ ....
		⊙ Legen Sie eine einzelne Tagespriorität fest	⊙ 2 Wochen	
		⊙ Führen Sie ein Zeitmanagementsystem ein.	⊙ 4 Wochen	
3. Zeitmanagement verbessern	Delegieren Sie	⊙ Bewerten Sie das Potential der Mitarbeiter	⊙ 2 Monate	⊙ .... ⊙ .... ⊙ ....
		⊙ Überwachen Sie genau die delegierten Projekte	⊙ 6 Monate	
		⊙ Übertragen Sie mehr Verantwortlichkeit	⊙ 2 Jahre	

- *Qualität.* Ein angemesseneres Arbeitstempo wird es Ihnen ermöglichen, Ihre Arbeit in besserer Qualität abzuliefern.
- *Nachhaltigkeit.* Ein angemesseneres Arbeitstempo wird es Ihnen ermöglichen, langfristig bei Ihrem Job zu bleiben und somit Ihre Fähigkeiten verbessern und Ihren Beitrag für das Unternehmen vergrößern.
- *Fairness.* Ein angemesseneres Arbeitstempo ist im Einklang mit den Erwartungen für andere Mitarbeiter.

Das Ziel ist, einen Punkt des beiderseitigen Nutzens zu finden. Sie und das Unternehmen gewinnen durch ein angemesseneres Tempo der Arbeitsaufgaben. Der möglicherweise belastete Faktor des Aushandelns von Arbeitsaufgaben erfordert Vorbereitung. Entwerfen Sie einen Vorschlag darüber, was machbar scheint, und legen Sie dar, wie dies vom derzeitigen Zustand abweicht. Bestätigen Sie sowohl die Kosten des Plans als auch seinen Nutzen. Diese Interaktion wird Ihre Fähigkeit für Druckausübung und Einfluss in Anspruch nehmen.

Entwicklung von Fähigkeiten

Neue Fähigkeiten können Ihnen dabei helfen, Ihre bestehende Arbeitsbelastung zu managen. Projektmanagementsoftware könnte zum Beispiel die Kleinarbeit, die mit der Ausarbeitung eines Projektplans und dem Halten der Mitglieder des Projektteams innerhalb der Fristen verbunden ist, beseitigen.

Die Schlüsselüberlegungen in einer Fähigkeitenentwicklungsstrategie sind die folgenden:

- *Spart das wirklich Zeit?* Einige Softwarelösungen erzeugen toller aussehende Berichte, sparen aber nicht wirklich Zeit. Sie verbringen Ihre Zeit einfach damit, andere Dinge zu tun. Und obwohl eine Veränderung eine Zeit lang ganz nett sein könnte, geht es hier darum, Ihre Arbeitsbelastung zu reduzieren.
- *Wie groß ist die Einschulungszeit?* Wenn Sie bereits überlastet sind, dann ist es ein Problem, ein großes Schulungsprogramm in Ihr Leben einzupassen. Neue Software per Mausklick ist die eine Sache, aber ein großes Datenbankverwaltungsprogramm, das eine bedeutsame neue Anforderung in Ihrem Leben darstellt, ist eine völlig andere Sache. Der Gesamtplan erfordert ein Mittel, das Sie entlastet, während Sie die neue Fertigkeit erlernen.

Die Entwicklung von Fertigkeiten gestattet es Ihnen, vorhandene Arbeit neu zu „verpacken". Sie sind imstande, die Mindestproduktivität beizubehalten, während Sie die Arbeitsbelastung verringern.

Unterstützende Mitarbeiter

Wenn die Arbeitsbelastung unhaltbar ist und die Firma fordert, dass die Arbeit getan wird, dann ist zusätzliches Personal eine in Erwägung zu ziehende Option. Wenn sich die auszuführende Arbeit direkt in zusätzliche Einkünfte überträgt, dann kann eine Kostenanalyse ermitteln, ob zusätzliches Personal gerechtfertigt ist. Stellt sich heraus, dass die zusätzliche Arbeit keine beträchtlichen Zusatzeinnahmen schafft, dann wird diese Option wahrscheinlich nicht in Betracht gezogen.

Einnahmengenerierung ist nicht der primäre bestimmende Faktor der Arbeit in einer gemeinnützigen Organisation oder einer Regierungsstelle. Die potentielle Produktivität von zusätzlichem Personal wird gegen andere Verwendungszwecke des Personals oder der Mittel der Organisation abgewogen. Sie können Gründe für die Umverteilung der Arbeit des vorhandenen Personals vorlegen, um Ihnen bei Ihrer Arbeit zu helfen. Oder Sie könnten eine Erhöhung der Mittel für Ihre Abteilung zur Einstellung von neuem Personal beantragen.

Siehe Tabelle 5, die einen Aktionsplan zur Umsetzung der in diesem Abschnitt beschriebenen Ziele zeigt.

Allgemeine Richtlinien

Berücksichtigen Sie die folgenden Richtlinien zur Lösung von Arbeitsbelastungsproblemen.

Rechnen Sie mit Widerstand bei der Veränderung

Widerstand ist vorhersehbar. Indem Sie Widerstand gegen Ihre Pläne vorhersehen, können Sie sich mit ihm beschäftigen, bevor er Sie bremst.

⊚ Die Entwicklung von Raum und Zeit für Projektarbeit mag als Ablenkung von Ihrem primären Job erscheinen. Sie können diese mögliche Kritik mit einer eindeutigen Erklärung Ihrer Ziele vorwegnehmen. Die Zusammenarbeit mit anderen Personen bei einer derartigen Initiative vermindert auch den Anschein, dass Sie Ihren Fokus verlieren.

⊚ Der Versuch, den Planungsprozess zu beeinflussen oder umzugestalten, mag als Überschreitung Ihrer Befugnis erscheinen. Andere Personen für eine solche Initiative anzuwerben mag als Schüren von Rebellion erscheinen. Sie können dieses Risiko verringern, indem Sie in einem frühen Stadium des Prozesses an die für

Tabelle 5. Aktionsplan zur Umsetzung

Bereich des Arbeitslebens: Arbeitsbelastung
Problem: Zu viel zugewiesene Arbeit

Problem definieren	Ziele setzen	Handeln	Zeitrahmen	Fortschritt verfolgen
1. Verringerung von Arbeitsanforderungen	Überzeugung	⊙ Überlegen Sie eine logische Begründung ⊙ Bereiten Sie ein Treffen mit dem Abteilungsleiter vor ⊙ Verhandeln Sie über eine Verringerung der Arbeitsbelastung	⊙ 3 Wochen ⊙ 2 Wochen ⊙ 2 Wochen	⊙ .... ⊙ .... ⊙ ....
2. Verringerung von Arbeitsanforderungen	Entwicklung von Fähigkeiten	⊙ Überlegen Sie eine logische Begründung ⊙ Legen Sie ein Trainingsprogramm fest ⊙ Beenden Sie das Training ⊙ Entwickeln Sie neue Fähigkeiten	⊙ 3 Wochen ⊙ 2 Wochen ⊙ 6 Monate ⊙ 6 Monate	⊙ .... ⊙ .... ⊙ ....
3. Verringerung von Arbeitsanforderungen	Unterstützende Mitarbeiter	⊙ Überlegen Sie eine logische Begründung ⊙ Erstellen Sie eine Kostenanalyse ⊙ Erstellen Sie eine überzeugende Präsentation ⊙ Stellen Sie Mitarbeiter ein	⊙ 3 Wochen ⊙ 2 Wochen ⊙ 2 Wochen ⊙ 3 Monate	⊙ .... ⊙ ....

die Planung verantwortliche Einzelperson herantreten, um Ihre
Absichten zu erklären und die Initiative in einem positiven Licht
darzustellen.

 ◎ Ihre Mitarbeiter wehren sich vielleicht gegen Ihre Versuche zu
delegieren. Wenn diese den Eindruck haben, dass Sie sich mehr
dafür einsetzen, Ihre Pflichten abzugeben, als deren Potential als
Einzelpersonen oder als Team zu entwickeln, werden sie vielleicht
nicht begeistert mitarbeiten.

 ◎ Ihr Chef lehnt es vielleicht völlig ab, eine Verringerung der
Arbeitsbelastung zu verhandeln. Die Einheit steht unter Produkti-
onsdruck, und es ist kein anderer da, um die Arbeit zu machen. Sie
ertappen sich vielleicht dabei, sofort abzuschätzen, ob ein Ultimatum eine machbare Option ist.

Suchen Sie sich Verbündete

Ihr Erfolg wird sich mit Verbündeten verbessern. Die in diesem Abschnitt beschriebenen Projekte haben deutliche Chancen für das
Anwerben von Unterstützung.

 ◎ Sie können Freunde bei der Arbeit (oder woanders) anwerben,
sich bei einem persönlichen Fitnessprogramm zum Aufbau von
Belastbarkeit zu Ihnen zu gesellen. Selbst wenn Sie der Initiator
eines derartigen Programms sind, werden Sie auf Ihrem Weg wahrscheinlich gleich gesinnte Menschen finden.

 ◎ Für den Arbeitsschutz verantwortliche Personen sind wahrscheinlich Verbündete bei Ihren Initiativen zur Förderung von Fit-
nessprogrammen am Arbeitsplatz.

 ◎ Die Entwicklung von Raum und Zeit für Projektarbeit verläuft reibungsloser, wenn man mit anderen zusammenarbeitet.
Mitglieder einer Gruppe können sich gegenseitig vertreten, wenn
einzelne Personen nicht verfügbar sind, um auf Kunden oder Anfragen einzugehen.

 ◎ Zeitplanung ist manchmal ein Unterfangen mit einem starken
Wettbewerbscharakter. Der Plan, jedem anderen in Ihrem Arbeitsteam zuvorzukommen, wird wahrscheinlich schnell Gegenmaß-
nahmen hervorrufen. Eine gemeinsame Initiative zur allgemeinen
Förderung des Planungssystems hat eine bessere Chance auf langfristigen Erfolg.

 ◎ Zeitmanagement ist eine Lernerfahrung. Die damit verbundenen Technologien, wie zum Beispiel computergestützte Zeit-
planungssoftware, sind für Arbeitsgruppen und nicht nur für
Einzelpersonen ausgelegt. Als Gruppenunterfangen hat eine Zeit-
managementinitiative das Potential, jedem zu helfen.

Bewerten Sie Ihre Risiken

Die besten und mit den besten Absichten entwickelten Pläne können fehlschlagen. Das Bewusstsein über mögliche Risiken verleiht Ihnen ein größeres Potential, diese vorauszusehen und ihnen entgegenzuwirken.

◉ Eine bessere körperliche Fitness hat wenige Nachteile. Doch ist es ratsam, wenn Sie ziemlich außer Form sind, sich über das Tempo und die Art der für Sie am besten geeigneten Bewegung beraten zu lassen. Außer Ärzten gibt es für so gut wie jeden Bereich Trainer, um Sie zu beraten.

◉ Die Förderung eines Mitarbeitergesundheitsprogramms bei der Arbeit mag als Ablenkung von Ihrem primären Job erscheinen. Sie können diese mögliche Kritik mit einer eindeutigen Erklärung Ihrer Ziele vorwegnehmen. Die Zusammenarbeit mit anderen Personen bei einer derartigen Initiative vermindert auch den Anschein, dass Sie Ihren Fokus verlieren.

◉ Zeitmanagement birgt wenige Risiken außer der Gefahr, ein System zu entwickeln, das so kompliziert ist, dass seine Verwaltung zu viel Zeit und Energie beansprucht.

◉ Das Aushandeln einer verringerten Arbeitsbelastung definiert Sie vielleicht als nicht engagierten Mitarbeiter. In vielen Unternehmenskulturen setzen ein Aufstieg in die Geschäftsleitung und Führungspositionen außerordentliche Arbeitszeiten voraus: Überstunden, Wochenenden und ausgedehnte Reisen. Es besteht das Risiko, dass Sie sich selbst aus dem Rennen um diese Positionen werfen.

Schritt Vier: Fortschritt verfolgen

In manchen Situationen mag Ihr Fortschritt offensichtlich sein. Doch manchmal müssen Sie genauer hinsehen, um Erfolg feststellen zu können. Und manchmal brauchen Sie eine genaue Aufzeichnung, um sich daran zu erinnern, wie die Dinge vorher waren.

Verbessern sich die Dinge? Auf diesem Wege ist es nützlich, die Umsetzung Ihres Aktionsplans und die Reaktionen der Kunden, Kollegen, Vorgesetzten und der Firma im Allgemeinen auf Ihre Initiativen aufzuzeichnen.

Notieren Sie in der letzten Spalte des Formulars über den Aktionsfortschritt das Datum, wann Sie die einzelnen Schritte umgesetzt haben.

Eine anschauliche Geschichte

Nach einem langen Tag, den sie damit verbrachte, Walter und seine Vorgesetzten durch die Prozessanalyse seines Plans für die Niederlassung eines internationalen Kraftfahrzeugausstattungsproduzenten zu führen, währenddessen sie deren Empfindlichkeit gegen Kritik systematisch auswich, fühlte sich Karen von ihrer Arbeitsbelastung überwältigt. Sie brannte darauf, es sich in der Ruhe, Ungestörtheit und Abgeschiedenheit ihres farblosen, charakterlosen Hotelzimmers gemütlich zu machen.

Es war so schön, alleine zu sein. Obwohl sie versucht war, in egal welche Ablenkung durch Fernsehfilme zu versinken oder sich in der Komplexität des Romans zu verlieren, der sie auf ihren Reisen begleitete, ertappte sich Karen stattdessen dabei, über ihr Leben und ihre Arbeit nachzudenken.

Etwas war falsch, so viel war klar. Denn immer dann, wenn es an der Zeit war, in das Berichtstadium eines Projektes zu gehen, verspürte Sie ein Erschöpfungsgefühl. Karen liebte ihre Arbeit. Es war nicht ihre Art, vor etwas zurückzuschrecken. Diese Situation ihres beruflichen Lebens wollte Karen nicht lange erdulden.

Das Arbeitstempo warf sie aus dem Gleichgewicht, indem es ständig in ihr Privatleben eindrang. Obwohl ihr vor einigen Jahren ihr Job für ein vollkommenes Leben gereicht hätte, hatte Karen nun andere Prioritäten in ihrem Leben, die von ihrer Arbeitsbelastung und ihrem Reiseplan gestört wurden. Karen wollte ihr Leben zurück. Dies bedeutete, die Fähigkeit zu haben, Entscheidungen darüber zu treffen, wie sie ihre Zeit verbringen würde.

Karen hatte den Test „Mein Verhältnis zur Arbeit" gemacht und dabei entdeckt, dass ihr Ungleichgewicht bei der Arbeitsbelastung bei den Menschen lag. Das Unternehmen erwartete von Karen nicht nur, die Analyse durchzuführen, sondern auch, dass sie diese den Führungskräften mitteilte. Aus dem Blickwinkel des Unternehmens war die Analyse nur ein Schritt in Richtung des eigentlichen Ziels der Verbesserung der Geschäftsführung. Aus Karens Blickwinkel war das Analysieren angenehm, doch der Umgang mit defensiven Menschen war es nicht. Sie mochte die gespannten Konfrontationen, die ihren Empfehlungen zur Ablaufverbesserung immer folgten, nicht.

Befolgen der vier Schritte

Hier sehen Sie, wie Karen die vier Schritte durchgearbeitet hat.

Schritt Eins: Problem definieren: Zu viel zugewiesene Arbeit

Karen musste nicht lange nachdenken um zu wissen, dass für sie
der Umgang mit schwierigen Menschen ein großes Ungleichgewicht bedeutete.

Angaben im Test „Mein Verhältnis zur Arbeit". Karen hatte wesentliche Ungleichheiten bei A3, A8, A9 und A10. Während sie diese
Punkte ausfüllte, dachte sie an die Führungskräfte, mit denen sie
als Kunden und Arbeitskollegen zu tun hatte. Das Ungleichgewicht
war, dass sie zu viel Zeit mit ihnen verbrachte und nicht genügend
Arbeitszeit für sich hatte.

Schritt Zwei: Ziele setzen: Arbeitsbelastung reduzieren

Karens Ziel war es, eine Verringerung ihrer Arbeitsbelastung
auszuhandeln. Sie kam zu dem Schluss, dass das Unternehmen
mit ihren schriftlichen Berichten zufrieden sein und den Führungskräften mitteilen könnte, dass diese ihre Empfehlungen weiterhin
durchführen müssten. Das würde die für Karen angespannten, un-
angenehmen Meetings beseitigen. Oder aber, das Unternehmen
könnte eine neue Position für jemanden schaffen, der mit den Führungskräften zusammenarbeitet, der Karens Berichte interpretiert,
der die Führungskräfte beruhigt und Folgearbeiten behandelt.

*Schritt Drei: Handeln: Entwicklung von Fähigkeiten und
unterstützende Mitarbeiter werben*

Karen bereitete ihre Argumente gründlich vor, ermittelte die Kosten für den zusätzlichen Mitarbeiter und wog diese gegen die
möglichen Einsparungen ab, die ihre Arbeit hervorbrachte. Sie
unterbreitete ihre Argumente in detaillierter Form ihrem Vorgesetzten Bill.

Nach einem ausführlichen Gespräch betonte Bill, dass ein Problem mit Karens bevorzugter Lösung war, dass diese nicht wür-
digte, wie Führungskräfte lernen und sich entwickeln. Wenn sich
Führungskräfte ändern sollen, müssen sie aktiv an dem Prozess
teilnehmen. Sie müssen davon überzeugt sein, dass Karens Empfehlungen in ihrem Interesse sind. Die Überzeugung sollte von Gesprächen kommen und nicht vom Lesen eines Berichts. Wenn sie
nicht mit Karen sprechen können, dann werden sie mit ihrem Chef
und nicht mit ihrem Assistenten sprechen wollen.

Bill schlug ein Alternativziel vor: Karen könnte lernen, die Anforderungen, welche die Menschen in ihrem Job an sie stellen,

mit einer Persönlichkeitsentwicklungsstrategie zu meistern, wenn nicht gar zu genießen. Durch Schulung oder Betreuung könnte Karen Vertrauen und die erforderlichen Fähigkeiten erlangen, um Feedback zu geben, ihre Verteidigung abzumildern, Konflikte zu lösen und ihre Berichte durch direkten Dialog mit den Führungskräften zu verbessern. Dieser Ansatz erfüllt die Erwartungen des Unternehmens und fördert auch Karens langfristige Ambitionen für eine Position im oberen Management. Der Aufstieg in einem Unternehmen erfordert die Fähigkeit, mit angespannten Interaktionen mit Menschen fertig zu werden.

Diese Lösung stand im Einklang mit Karens Karriereambitionen, würde jedoch ihre Arbeitsbelastung vergrößern. Sie konnte es sich nicht vorstellen, ein umfassendes Entwicklungsprogramm für Führungskräfte in ihr bereits überladenes Arbeitsleben einfügen zu können. Nach weiteren Gesprächen hielt Bill fest, dass einer Sekretärin in seinem Büro neue Pflichten zugeteilt würden, um Karen bei der Bewältigung ihrer Arbeitsbelastung zu unterstützen. Falls diese Neuzuweisung gut funktionierte, könnte diese Stelle auf ständiger Basis zu einem Assistenten der Geschäftsführung aufgewertet werden. Die Person in dieser Position würde auch die Fähigkeit entwickeln, ähnliche Überprüfungen wie Karen durchzuführen, wenn Karen bereit dazu wäre, in eine höhere Position aufzusteigen. Bill verpflichtete sich auch zu regelmäßigen Besprechungen mit Karen, um sie bei der Führung von Menschen zu betreuen.

Schritt Vier: Fortschritt verfolgen

Nach einem Jahr hatte Karen Führungsseminare und Seminare über Win-win-Verhandlungstechniken besucht. Die Bewerkstelligung des Feedback-Prozesses mit den Zweigstellen war der primäre Schwerpunkt ihrer Lagebesprechungen mit Bill nach jedem Besuch der Standorte. Die Punkte A3, A8, A9 und A10 waren daraufhin nicht länger größere Ungleichgewichte. Tatsächlich freute sie sich darauf, sich der Herausforderung der Feedback-Sitzungen zu stellen.

Kapitel 5

Kontrollprobleme lösen

Wenn Kontrolle das Problem ist, dann sind nicht Sie derjenige, der die Dinge bewegt. Anstatt selbst handeln zu können, wird auf Sie eingewirkt. Es ist frustrierend und erniedrigend. Zu viele Anforderungen machen Sie müde, doch das macht Sie wahnsinnig. Sie verdienen die Autorität, die mit Respekt einhergeht. Sie haben sie sich verdient. Ihre Erfahrung und Ihr Einsatz für dieses Unternehmen sollten etwas wert sein.

Schritt Eins: Problem definieren

Wenn *Kontrolle* das Problem ist, werden Sie ignoriert, manipuliert, sind unsicher und frustriert. Starre Linien und engstirnige Bürokraten verwerfen Ihre Fachkenntnis und Ihre Beurteilung. Schwache, ineffektive Tölpel haben Führungspositionen inne, denen es an Mut fehlt, das Potential dieser Positionen zu erfüllen. Sie untergraben Ihr Selbstbewusstsein und blockieren Ihre Fähigkeit, ein sinnvolles Arbeitsleben zu führen. Es ist so frustrierend, ignoriert zu werden. Sie haben viel zu bieten, das nun der Vergeudung anheimfällt.

Im Endeffekt benötigen Sie mehr Autorität über Ihre Arbeit.

Kontrollproblem: In allen Bereichen kontrolliert werden

Die andauernde Einmischung durch andere ist ein erheblicher, erschwerender Umstand. Ihr Vorgesetzter möchte jede Minute Ihres Arbeitstages bestimmen. Vielleicht verlangt man von Ihnen, unzählige Berichte und Prognosen zu erstellen, um dann aktuellere Berichte und Prognosen hierzu zu erstellen, noch aktuellere Berichte, Prognosen und so fort. Sie dürfen keine Entscheidungen

selbst treffen oder die Zeit auf eine Weise nützen, die Sie für angebracht erachten. Jede Handlung, jeder Augenblick Ihres Arbeitstages wird genau geplant, überwacht und bewertet – jedoch nicht
von Ihnen, sondern von jemand anderem. Sie haben keine Kontrolle. Es ist ausreichend, um einen in den Wahnsinn zu treiben
und ist dabei so überflüssig, weil Sie schlussendlich viel Zeit damit
verbringen, sich darüber zu ärgern, wie Sie Ihre Zeit verbringen,
und die Zeit *nicht* mit Tätigkeiten ausfüllen, die für Ihre Arbeit
schöpferisch und produktiv wären.

Ständige Kontrolle ist ein allgegenwärtiger Pesthauch, der die
Arbeitswelt durchzieht. Sie reflektiert unangebrachtes Vertrauen in
die Weisheit zentraler Lenkung. Auf diese Weise schwächt sie den
Einsatz und das Potential der Mitarbeiter.

Angaben im Test „Mein Verhältnis zur Arbeit". Einmischung wird
bei K7, K8, K9 und K10 als Ungleichgewicht gezeigt.

Kontrollproblem: Ineffektive Vorgesetzte

An einigen Arbeitsplätzen finden Sie sich vielleicht selbst in einer
direkten Beziehung mit einem Vorgesetzten wieder, der Ihnen in-
kompetent und starrköpfig erscheint. Sie wünschen sich, Ihr Vorgesetzter wäre eine gute Führungspersönlichkeit, denn jeder möchte
einen fähigen und kompetenten Chef. Aber in diesem Fall ist es
für Sie offensichtlich, dass, aus welchem Grund auch immer, diese
Person dem Job nicht gewachsen ist.

Wenn Personen in Autoritätspositionen kein gutes Führungsverhalten bieten, dann ist die Arbeitsumgebung unsicher, und Sie
verlieren die Kontrolle über die Führung Ihres Berufslebens. Ein
Scheitern im Führungsverhalten kann aus Schwächen der Einzelpersonen in verantwortungsvollen Positionen resultieren oder aus
Unternehmensstrategien, welche ihre Anstrengungen um effektives Funktionieren untergraben. In jedem Fall sind Sie mit einer
Herausforderung konfrontiert.

Was die Sache wirklich verschärft ist, dass schwaches Führungsverhalten und ständige Kontrolle Hand in Hand gehen. Anstatt
sich zurückzuhalten und den Mitarbeitern die Freiheit zu geben,
ihrem Urteilsvermögen bei der Arbeit zu folgen, wollen schwache
Führungspersonen die Einzelheiten diktieren. Sie stehen Ihnen gegenüber – aber nicht mit anregendem Führungsverhalten, sondern mit störendem Einfluss.

Angaben im Test „Mein Verhältnis zur Arbeit". Ineffektives Führungsverhalten wird bei K5 und K6 als Ungleichgewicht oder
großes Ungleichgewicht vermerkt.

Kontrollproblem: Ineffektive Teams

An einigen Arbeitsplätzen arbeiten Sie in einem Team mit vier oder fünf weiteren Personen. Das kann ein Team sein, das schon lange zusammenarbeitet und nun einen unerwarteten Rückgang bei der Zusammenarbeit und Produktivität erlebt. Es kann aber auch ein Team sein, das gerade erst mit der Zusammenarbeit begonnen oder einige neue Mitglieder bekommen hat und noch nicht zusammengewachsen beziehungsweise in effektiver Weise auf Hochtouren gekommen ist. In jedem dieser Fälle ist das Problem, dass Sie keine Kontrolle haben.

Angaben im Test „Mein Verhältnis zur Arbeit". Ein ineffektives Team wird bei K1, K2, K3 und K4 als Ungleichgewicht oder großes Ungleichgewicht vermerkt.

Das Problem in all diesen Situationen ist, dass Sie sich in der Gruppe befinden, die über keine Kontrolle verfügt. Ihr Mangel an Autonomie und der Ausschluss von wichtigen Entscheidungen versagen Ihnen den vollen Zugang zum Firmenleben und mindern auf diese Weise Ihre zukünftigen Chancen und machen Sie wütend.

Die nächste Herausforderung bei der Ermittlung von Zielen ist folgende: Was wird an die Stelle dieser Probleme treten?

Schritt Zwei: Ziele setzen

Sie möchten Kontrolle haben. Sie wollen den Freiraum, um Ihre eigene Macht auszuüben, Ihre Fähigkeiten auf die Probe zu stellen und Ihre Grenzen auszuweiten. Sie möchten, dass Ihre Kollegen Ihre Entscheidungen respektieren, Sie um Ihre Meinung fragen und innerhalb eines effektiven Teams zusammenarbeiten. Ganz einfach. Das scheinen wirklich vernünftige Anliegen zu sein, die gut in ein Unternehmen passen würden, das Vertrauen in seine Mitarbeiter und ein unerschütterliches Bekenntnis zu seiner Aufgabe hat.

Kontrollziel für das Problem der ständigen Kontrolle: Mehr Autonomie

Das erste Ziel ist, die Hemmnisse der ständigen Kontrolle zurückzudrängen, um Ihre Leistungsbeschränkungen aufzuheben, Ihrem Urteilsvermögen zu folgen und sinnvolle Entscheidungen über Ihre Arbeit zu treffen.

Die Steigerung Ihrer Autonomie ist ein wesentliches Ziel bei der Bewältigung Ihres Arbeitslebens. Es spielt eine Schlüsselrolle: Eine

angemessene Bandbreite an Autonomie erlaubt es Ihnen, echte
Entscheidungen über andere Aspekte Ihres beruflichen Lebens zu
treffen. Personen, die unter straffer Kontrolle stehen, haben Schwierigkeiten, bei der Arbeit große Veränderungen durchzuführen.

Mehr Autonomie bedeutet, mehr und weit reichendere Entscheidungen als bisher zu treffen. Zum Beispiel: Einem Kundenbetreuer in einer Bank wird die Befugnis zur Bewilligung von Krediten
bis zu einem bestimmten Betrag, basierend auf eindeutigen Kriterien, übertragen. Anstatt den Kunden alleine dasitzen zu lassen, während er die Zustimmung des Filialleiters einholt, trifft der
Kundenbetreuer die Entscheidung. Diese Vorgehensweise stärkt
das Selbstvertrauen des Kundenbetreuers und baut eine stärkere
Kundenbeziehung auf.

Kontrollziel für das Problem des ineffektiven Führungsverhaltens: Gemeinsame Führung

Wenn Sie es mit einer schwachen Führungsperson zu tun haben,
dann haben Sie die Gelegenheit, Ihre eigenen Fähigkeiten und
Ihre Unterstützung anzubieten. Damit diese gut aufgenommen
werden, müssen Sie Ihre Hilfe auf eine Weise anbieten, die für diese
Person keine Bedrohung darstellt. Wenngleich Sie nicht alles auf
einen Schlag in Ordnung bringen können, so können Sie doch einen bescheidenen Beitrag zur Qualität des Führungsverhaltens in
Ihrem Unternehmen leisten. Sie können dazu beizutragen, einen
Weg zu finden, indem Sie einen kreativen Plan erstellen, der die
Verantwortung sogar innerhalb der derzeitigen Hierarchie aufteilt,
ohne für Ärger zu sorgen.

Im Speziellen könnten Sie Ihren Vorgesetzten davon überzeugen, dass Sie helfen können. Sie können ihm anbieten, die Dinge
zu tun, die derzeit unerledigt bleiben, wie zum Beispiel neue Systeme oder Produkte entwickeln, die Zusammenarbeit mit anderen
Abteilungen koordinieren, Ihr gegenwärtiges Programm bewerten
und einen effektiveren Arbeitsablauf, ein realistischeres Ziel oder
bessere Qualitätskontrolle vorschlagen.

Sie könnten sich zum Beispiel, ohne Ihren Vorgesetzten zu kritisieren, freiwillig dazu melden, einen Bericht über den aktuellen
Stand zu erstellen. Dieser Bericht würde neue Initiativen vorschlagen, die Ihnen eine führende neue Rolle geben. Durch Ihre Hilfe beim Füllen einer Führungslücke vergrößern Sie Ihre Kontrolle
und tragen zur Führung in Ihrem Unternehmen bei.

Gemeinsame Führung ist eine enorme Verbesserung zu überhaupt keiner Führung.

Kontrollziel für das Problem der ineffektiven Teams:
Wiederherstellung des Teams

Wenn Sie als Einzelperson unter einem Vorgesetzten arbeiten, dann ist es ein effektiver Weg, um mehr Kontrolle zu erhalten, sich strategisch zu mehr Verantwortung hinsichtlich der Evaluierung aktueller Aktivitäten und der Schaffung neuer Ziele hinzubewegen. Doch wenn Sie in einem Team arbeiten, benötigen Sie einen Ansatz, der diesem andersartigen Kontext entspricht.

Teams sind wie Familien. Sie können eng verbunden sein, sich gegenseitig respektieren und höchst produktiv sein … Oder sie können abträglich, streitsüchtig und kontraproduktiv sein. In solchen Fällen muss sich Ihr Ziel auf die speziellen Probleme, die Sie erkannt haben, konzentrieren. Zum Beispiel könnte ein neues Teammitglied Probleme damit haben, sich bei den alten Hasen einzugliedern. Oder vielleicht hat ein Kommunikationsfehler zwischen den Schlüsselspielern eine Pattsituation geschaffen, die geschlichtet werden muss, oder es gibt vielleicht eine große Meinungsverschiedenheit hinsichtlich Strategie, Techniken oder endgültigen Zielen. Ein Bestandteil eines gut funktionierenden Teams ist die Fähigkeit, diese Probleme reibungslos und schnell zu bewältigen. Aber ohne einen effektiven Problemlösungsprozess bleibt das Team stecken und hinterlässt Teammitglieder, die sich fühlen, als hätten sie keine Kontrolle. Wenn man sich auf das Team konzentriert, ist es das Ziel, eine Situation zu schaffen, in der jedes Mitglied etwas Kontrolle fühlt und überzeugt ist, dass das Team zu jedermanns gegenseitigem Nutzen beiträgt.

Ihre Kontrolle über wichtige Aspekte Ihrer Arbeit zu vergrößern bedeutet, Ihr Verhältnis zu dem Unternehmen und den Personen, mit denen Sie zusammenarbeiten, zu verändern. Eine Dimension für mehr Kontrolle ist eine Verringerung des Ausmaßes, in welchem andere Ihre Art zu arbeiten bestimmen. Eine weitere Dimension ist die Schaffung von Verbündeten, vor allem Mitglieder Ihres Arbeitsteams, welche die Gruppe ermächtigen, effektiv *als* eine Gruppe tätig zu sein.

Die nächste Herausforderung ist die Ermittlung der Ziele für Ihre Aktionspläne.

Schritt Drei: Handeln

Die Hauptziele für den Aufbau von Kontrolle sind die Prozesse, Personen und Vorgehensweisen, die bedeutende Entscheidungen im Unternehmen beeinflussen. Diese sind dort zu finden, wo die

Dinge sich vielleicht in die eine oder andere Richtung verzweigen.
Es kann so banal sein wie die Auswahl einer Farbe zum Ausma-
len der Bürowände oder so hochtrabend wie die Artikulation der
Kernwerte des Unternehmens. Irgendwann werden diese Entscheidungen getroffen. Oder eine Entscheidung wird getroffen, um es zu
vermeiden, eine Entscheidung zu treffen. Oder aber eine Entscheidung wird getroffen, um nichts zu tun und den Dingen freien Lauf
zu lassen. Um ein Ziel für mehr Kontrolle zu erreichen, müssen Sie
diesen Entscheidungspunkten näher kommen.

Kontrollziel: Mehr Autonomie

In einer Situation der ständigen Kontrolle verbringen Sie zu viel
Zeit am belanglosen Ende der Skala, indem Sie auf die verrückten
und zwanghaften Bedürfnisse des Chefs reagieren. Alles, was Sie
tun, wird von diesem Vorgesetzten befohlen. Hier sind einige Strategien als Antwort darauf.

Kontrollieren Sie zurück

Ihr Chef versucht also, Informationen über alles, was Sie zu jeder
Zeit machen, zu fordern. Doch seine einzige Informationsquelle
über das, was passiert, sind wahrscheinlich *Sie!* Somit ist eine Tak-
tik, Ihre Informationsberichte an ihn im Hinblick auf Ihre Prioritäten abzufassen. Legen Sie die Daten und Ereignisse fest, die von
größerer Priorität sind und zu dem von Ihnen gewünschten Ablauf
führen. Spielen Sie das gleiche Spiel wie Ihr Chef. Anders gesagt,
indem Sie Ihren Vorgesetzten in einer Weise, die Ihnen über die
von ihm verwendeten Informationen Kontrolle verleiht, zurück-
kontrollieren, erhalten Sie auch mehr Kontrolle über seinen Ent-
scheidungsprozess und seine Anweisungen an Sie.

Überschreiten Sie die Grenze Ihrer Kontrolle

Die Essenz dieses Ansatzes ist, so zu handeln, als hätten Sie mehr
Befugnisse, als Sie üblicherweise haben. Wenn alles gut geht, erkennen Sie vielleicht, dass Sie tatsächlich einen größeren Spielraum haben, als Sie dachten. Vermeiden Sie sensible Bereiche, die
sicher eine Antwort von oben hervorrufen. Zum Beispiel beginnen
Sie im Kleinen. Als Filialleiter einer Bekleidungseinzelhandelskette
bekommen Sie Anweisungen über die Schaufenstergestaltung in
Ihrem Geschäft von der Zentrale, welche die auszustellenden Mar-
ken und Modelle bestimmt. Im Rahmen einer detaillierten Auf-

listung haben Sie die Befugnis über Farbdetails und Accessoires.
Sie möchten vielleicht Ihre Möglichkeiten überschreiten.

Vergrößern Sie Ihre Kontrolle mit Leistung

Ein allmählicherer Ansatz zur Vergrößerung Ihrer Handlungsfrei-
heit in einer streng überwachten Umgebung ist der Aufbau Ihrer
Glaubwürdigkeit innerhalb einer Einflussstrategie. Die Geschäftsleitung zieht es vor, Kontrolle über die Abläufe zu haben. Das ist
genau das, was die Geschäftsleitung tut. Um die Verantwortlichen
davon zu überzeugen, Ihnen mehr Befugnisse zuzuteilen, hilft die
einwandfreie Feststellung, dass Sie über die Qualifikation, Eigenschaft und Bereitschaft verfügen, gute Entscheidungen zu treffen.
Es gibt Strategien zum Aufbau dieser Glaubwürdigkeit.

Berichte über außergewöhnliche Fähigkeiten und kluge Entscheidungen verleihen die Macht der Kompetenz. Ihre Handlungen vermitteln, dass die Dinge viel besser laufen, wenn Sie die
Freiheit haben, Ihrem Urteilsvermögen zu folgen.

Ein stichhaltiger Leistungsbericht unterstützt das Argument,
dass Vorgänge effektiver ablaufen werden, wenn Sie über den
Handlungsspielraum verfügen, wichtige Entscheidungen zu treffen. Aufgrund Ihrer direkten Beziehung zu den Problemen in Ihrem Beruf haben Sie das notwendige Verständnis, um schnell und
exakt auf die Situation zu antworten, Dienstleistungen an die Kun-
denbedürfnisse anzupassen oder Probleme bei ihrem Entstehen zu
lösen. Dieses Modell ist nicht nur effektiv, sondern auch schneller. Die größte Herausforderung in Ihrer Beziehung zur Arbeit ist,
das Vertrauen der Geschäftsleitung in Sie zu entwickeln, dass Sie
Entscheidungen, wenn diese anstehen, gut lösen werden.

Vergrößern Sie Ihre Kontrolle durch externe Validierung

Nichts beeindruckt einen Chef oder einen Teamkollegen mehr als
glückliche Kunden. Wenn Sie einen Kunden haben, der Ihnen gutes
Feedback über Ihre berufliche Leistung gibt, werden Sie viel wahrscheinlicher mehr Kontrolle und Befugnisse für Ihre Tätigkeiten
erhalten. Ebenso wird wahrscheinlich jeder im Büro verdammt
beeindruckt sein und Ihnen viel mehr Respekt entgegenbringen,
wenn Ihnen für eine Handlung ein Preis, eine Auszeichnung oder
irgendeine Art von Anerkennung einer Berufsorganisation oder einer Organisation von Ihresgleichen außerhalb des Unternehmens
verliehen wird. Folglich werden Sie auch mehr Kontrolle über Ihre
eigene Führung und Ihr Schicksal erhalten.

Siehe Tabelle 6, die einen Aktionsplan zur Umsetzung der in diesem
Abschnitt beschriebenen Ziele zeigt.

Kontrollziel: Gemeinsame Führung

Hier sind einige Handlungsstrategien, um sich die Führung mit
einem schwachen oder ineffektiven Vorgesetzten zu teilen.

Übernehmen Sie kreative Kontrolle

Kreative Kontrolle umfasst die Handlungen, die neue Projekte ini-
tiieren. Ohne jemanden, der bei der Initiierung die führende Rolle
übernimmt, können Sie in gewohnten Prozeduren festfahren und
haben somit keine Freiheit, etwas Neues auszuprobieren. Dies ist
eine ernste Kontrollfrage für Sie als Einzelperson, da im einundzwanzigsten Jahrhundert ein Nachweis über Innovationen in den
meisten Berufen der Schlüssel zum Aufstieg ist. Weitere Dimensionen kreativer Kontrolle sind Brainstorming sowie andere Methoden zur Entwicklung neuer Konzepte oder Prozesse. Es kann sein,
dass Ihr Chef in Ihrer Abteilung Neuerungen völlig vernachlässigt
oder dass Sie aus den kreativen Innovationen ausgeschlossen sind.
In jedem Fall liegt es an Ihnen, diese Qualität in Ihr Berufsleben
zu bringen.

Der erste Schritt ist Vorbereitung. Sie durchdenken Ihre Arbeit
gründlich und suchen nach kreativen Möglichkeiten. Sobald Sie
eine Idee haben, die Ihnen gefällt, ergreifen Sie die Initiative und
entwickeln Sie ein Konzept. Wenn Sie Ihrem Chef begegnen, stellen Sie das Projekt als Teil Ihres Arbeitsplans vor und etablieren Sie
es als rechtmäßigen Teil Ihrer Kompetenzen. Dies ist ein wichtiger
Schritt, da neue Ideen oftmals neue Finanzierung benötigen. Das
erste Mal, wenn Sie Ihren Chef mit einer Idee bekannt machen,
sollten Sie nicht um Geld bitten.

Übernehmen Sie kritische Kontrolle

Eine entscheidende Führungsfunktion ist die Sicherstellung hoher
Qualitäts- und Leistungsstandards. Diese Funktionen sind wesentlich für den Aufbau eines Rufs, hervorragende Leistungen zu er-
bringen, sei es als Unternehmen oder als Einzelperson. Ist diese Art
der Führung nicht vorhanden, werden Sie nicht dazu getrieben,
Ihr Bestes zu geben. Sie stellen fest, dass das Unternehmen minder-
wertige Arbeit von Kollegen toleriert.

Kritische Kontrolle zu übernehmen erfordert Feingefühl. Wenn
Ihre Handlungen nur darauf hinauslaufen, die Arbeit Ihrer Kolle-

Tabelle 6. Aktionsplan zur Umsetzung

Bereich des Arbeitslebens: Kontrolle
Problem: Ständige Kontrolle

Problem definieren	Ziele setzen	Handeln	Zeitrahmen	Fortschritt verfolgen
1. Mehr Autonomie	Kontrollieren Sie zurück	⊙ Finden Sie Möglichkeiten ⊙ Verdeutlichen Sie Ihre Prioritäten und Termine ⊙ Strukturieren Sie die Information in allen Einzelheiten	⊙ 3 Wochen ⊙ 2 Wochen ⊙ 2 Wochen	⊙ .... ⊙ .... ⊙ ....
2. Mehr Autonomie	Überschreiten Sie die Grenzen	⊙ Finden Sie Möglichkeiten ⊙ Setzen Sie anfänglich kleine Ziele ⊙ Ergreifen Sie Maßnahmen, um Ihre Autorität zu vergrößern	⊙ 2 Wochen ⊙ 2 Wochen ⊙ 4 Wochen	⊙ .... ⊙ .... ⊙ ....
3. Mehr Autonomie	Vergrößern Sie Ihre Kontrolle mit Leistung	⊙ Bewerten Sie Fähigkeiten ⊙ Überlegen Sie sich überzeugende Argumente ⊙ Treffen Sie sich mit dem Abteilungsleiter	⊙ 2 Monate ⊙ 1 Monat ⊙ 1 Monat	⊙ .... ⊙ .... ⊙ ....
4. Mehr Autonomie	Vergrößern Sie Ihre Kontrolle durch externe Validierung	⊙ Verstärken Sie Ihre Mitwirkung in Berufsvereinigungen ⊙ Übernehmen Sie Entscheidungskompetenz ⊙ Bauen Sie sich einen Ruf auf	⊙ 6 Monate ⊙ 1 Jahr ⊙ 1 Jahr	⊙ .... ⊙ .... ⊙ ....

gen zu kritisieren, dann könnten Sie wetteifernd und unkooperativ wirken. Ein annehmbarerer Ansatz ist, damit zu beginnen, Ihre eigene Arbeit kritisch zu betrachten. Sie können diese kritische Untersuchung mit Ihrem Vorgesetzten besprechen und ihn um zusätzlichen Rat für die Verbesserung der Arbeit bitten. Auch wenn Ihr Vorgesetzter nichts Wertvolles hinzuzufügen hat, so haben Sie doch eine kritische Beurteilung in Ihre Besprechungen eingebracht. Von diesem Punkt aus können Sie den Fokus auf die Arbeit anderer Einzelpersonen oder Gruppen innerhalb der Abteilung verlagern.

Übernehmen Sie unterstützende Kontrolle

Eine weitere Dimension von Führungsverhalten ist, unterstützend zu sein. Durch aufmunternde Worte, die Beachtung von Leistungen, das Feiern von Erfolg und Mitgefühl in Situationen, in denen man unter Druck steht, bietet ein Vorgesetzter den Menschen in seiner Abteilung emotionale Unterstützung. Wenn diese Interaktionen in Ihrem Verhältnis zu Ihrem Vorgesetzten fehlen, dann ist es schwer zu wissen, wo man steht: Sieht Ihr Vorgesetzter Ihre Leistungen oder Bemühungen als gegeben an oder ist Ihr Vorgesetzter einfach nur emotional oberflächlich?

Sie können in dieser Dimension der Beziehung die Kontrolle übernehmen, indem Sie Ihrem Vorgesetzten diese Funktionen bieten. Drücken Sie in Ihren Gesprächen mit ihm Mitgefühl für seine Schwierigkeiten aus und gratulieren Sie ihm zu Leistungen. Vielleicht prallt das einfach ab. Doch wenn nicht, entwickeln Sie einen Führungsstil, der geschätzt werden wird.

Siehe Tabelle 7, die einen Aktionsplan zur Umsetzung der in diesem Abschnitt beschriebenen Ziele zeigt.

Kontrollziel: Wiederherstellung des Teams

Praktizieren Sie mit Ihrem Team eine Familientherapie, aber nennen Sie diese niemals so. Sobald Sie erkannt haben, wo die Störung liegen könnte, betrachten Sie diese Strategien.

Kommunizieren Sie

Die Voraussetzung, die Teamentscheidungen ermöglicht, ist Kommunikation. Wenn das Team zusammenkommt, müssen wichtige Angelegenheiten besprochen werden. Ein effektives Team verfügt über die Fähigkeit, offen über wichtige Pläne zu sprechen. Die

Tabelle 7. *Aktionsplan zur Umsetzung*

Bereich des Arbeitslebens: Kontrolle
Problem: Ineffektive Vorgesetzte

Problem definieren	Ziele setzen	Handeln	Zeitrahmen	Fortschritt verfolgen
1. Gemeinsame Führung	Übernehmen Sie kreative Kontrolle	⊙ Finden Sie Möglichkeiten ⊙ Entwickeln Sie innovative Ideen ⊙ Informieren Sie den Abteilungsleiter ⊙ Initiieren Sie Pilotprojekte	⊙ 3 Wochen ⊙ 2 Wochen ⊙ 2 Wochen ⊙ 2 Wochen	⊙ .... ⊙ .... ⊙ ....
2. Gemeinsame Führung	Übernehmen Sie kritische Kontrolle	⊙ Finden Sie Möglichkeiten ⊙ Betrachten Sie Ihre Arbeit kritisch ⊙ Weiten Sie den Fokus für Kritik aus	⊙ 2 Wochen ⊙ 2 Wochen ⊙ 4 Wochen	⊙ .... ⊙ .... ⊙ ....
3. Gemeinsame Führung	Übernehmen Sie unterstützende Kontrolle	⊙ Finden Sie Möglichkeiten ⊙ Sprechen Sie den Mitarbeitern gegenüber Ihre Unterstützung aus ⊙ Drücken Sie Ihrem Vorgesetzten gegenüber Ihre Unterstützung aus	⊙ 2 Wochen ⊙ 2 Wochen ⊙ 4 Wochen	⊙ .... ⊙ .... ⊙ ....

Teammitglieder können gegensätzliche Meinungen ausdrücken ohne in Konflikten oder Verteidigung festzufahren.

Jeder Anlass, der die Mitglieder eines Teams zusammenbringt, ist eine Gelegenheit für Kommunikation. Setzen Sie einige Punkte, die für die Gruppe von Bedeutung sind, auf die Tagesordnung. Anstatt sie einfach alleine darüber nachdenken zu lassen oder ein Einzelgespräch mit einem Kollegen zu führen, stellen Sie das Thema der Gruppe vor. Ermuntern Sie die Personen, Ihre Ansichten auszudrücken. Unterstützen Sie Personen, die unbeliebte Meinungen darlegen. Der Punkt bei dieser Aktivität ist, keine bedeutsamen Entscheidungen zu treffen; es geht hier nur darum, die Leute zum Sprechen zu bewegen.

Konzentrieren Sie sich auf etwas

Ein Team mit einer guten Kommunikationskultur wird effektiver, indem Entscheidungen gemeinsam getroffen werden. Die Herausforderung an diesem Punkt ist, Wege zu finden, die Entscheidungen vor die Gruppe zu bringen. Obwohl es als Schritt auf dem Weg dienen könnte, sich über Pizzabelag einig zu werden, so erzielt man doch schneller Fortschritte, wenn wesentlichere Angelegenheiten zur Diskussion stehen.

Ein direkter Ansatz ist, einfach zu sprechen zu beginnen. Beginnen Sie mit dem Thema, das gerade ansteht, um schlussendlich zu bedeutenderen Angelegenheiten zu kommen, welche die Aufmerksamkeit der Gruppe verlangen. Es kann sein, dass der Wunsch der Gruppe, eine Angelegenheit zu besprechen, schwerer wiegen wird als die Bemühungen des Vorgesetzten, die Diskussion auf die Tagesordnungspunkte zurückzuführen. Eine gründliche Erörterung einer wichtigen Angelegenheit ist ein Schritt in Richtung Gruppenentscheidungsprozess, der die Kontrolle der Gruppe über wichtige Aspekte des Arbeitslebens der Teammitglieder erhöhen würde.

Überprüfen Sie Aufgaben

Problemlösungssitzungen zur Verbesserung der Teamaktivitäten sind der beste Ort, um damit zu beginnen, die Kontrolle über Ihr Arbeitsleben zurückzuerlangen. Das ist es, was das Team am besten kann und der Bereich, den das Management höchstwahrscheinlich dem Ermessen des Teams überlässt. Wenn diese Art der Problemlösung keinen gewöhnlichen Teil der Teamaktivitäten darstellt, dann ist es Ihre Herausforderung, einen Weg zu finden, um diesen Prozess ins Laufen zu bringen.

Ein Ansatzpunkt ist die Überprüfung einer speziellen Aufgabe, wie zum Beispiel die Markteinführung des Firmendesigns für das Sortiment grauer Flanellanzüge der nächsten Saison. Wenn ein Team eine neue Tätigkeit aufgreift oder eine seiner üblichen Tätigkeiten umfangreicher oder komplexer als gewöhnlich ist, dann ist dies eine Gelegenheit, um darüber nachzudenken, was gut lief und was beim nächsten Mal besser laufen könnte. Um den Übergang zu kontrollieren, muss die Gruppe ein gemeinsames Verständnis davon aufbauen, was sie gerade tut. Andernfalls könnte sie die Kontrolle über ihr primäres Programm verlieren, und einzelne Mitglieder des Teams würden aneinander vorbeiarbeiten.

Der erste Punkt ist, wie man das Gespräch in Gang setzt. In einem formellen Meetingablauf agiert man über den Teamleiter. Ein Ansatz ist, die Diskussion bereits vor dem Meeting vorzuschlagen, wenn man danach strebt, die neue Gestaltung in die Tagesordnung einzubringen. Dieser Ansatz funktioniert nur bei einem Teamleiter, der für Vorschläge über die Gestaltung der Tagesordnung des Meetings offen ist. Ist dies nicht der Fall, würde es besser funktionieren, den Vorschlag erst während der Besprechung einzubringen.

Der zweite Punkt ist, die Diskussion positiv zu halten. Die Überprüfung einer komplexen Operation birgt das Risiko, dass einzelne Personen einander für Durchführungsfehler die Schuld geben. Etwas in dieser Art wird nicht dabei behilflich sein, die Effektivität des Teams aufzubauen oder die Entscheidungsfindung im Team als gute Idee zu fördern. Wenn Sie diese Strategie wählen, ist zu beachten, ob Sie oder das Team im Allgemeinen die Diskussion unterstützen können anstatt andere zu tadeln.

Als effektiveres Teammitglied zu arbeiten inspiriert andere, das Gleiche zu tun. Sie können viel erreichen, indem Sie effektives Handeln im Team formen. Sie können mehr erreichen, indem Sie Teammitglieder aktiv anwerben, um an Ihrem Projekt teilzunehmen.

Siehe Tabelle 8, die einen Aktionsplan zur Umsetzung der in diesem Abschnitt beschriebenen Ziele zeigt.

Allgemeine Richtlinien

Berücksichtigen Sie die folgenden Richtlinien zur Lösung von Kontrollproblemen.

Tabelle 8. *Aktionsplan zur Umsetzung*

Bereich des Arbeitslebens: Kontrolle
Problem: Ineffektives Team

Problem definieren	Ziele setzen	Handeln	Zeitrahmen	Fortschritt verfolgen
1. Wiederherstellung des Teams	Kommunizieren	⊙ Finden Sie weniger beachtete Problempunkte ⊙ Setzen Sie sich für eine offene Kommunikation ein ⊙ Fördern Sie die Diskussion in Meetings	⊙ 3 Wochen ⊙ 2 Wochen ⊙ 2 Wochen	⊙ .... ⊙ .... ⊙ ....
2. Wiederherstellung des Teams	Konzentrieren	⊙ Finden Sie wichtige Entscheidungen ⊙ Nehmen Sie Einfluss auf die Tagesordnung von Meetings ⊙ Fördern Sie die Diskussion	⊙ 2 Wochen ⊙ 2 Wochen ⊙ 4 Wochen	⊙ .... ⊙ .... ⊙ ....
3. Wiederherstellung des Teams	Überprüfen der Aufgaben	⊙ Finden Sie ein Kernthema für die Diskussion ⊙ Setzen Sie die Diskussion in Gang ⊙ Halten Sie den konstruktiven Fokus aufrecht	⊙ 2 Wochen ⊙ 2 Wochen ⊙ 2 Wochen	⊙ .... ⊙ .... ⊙ ....

Rechnen Sie mit Widerstand bei der Veränderung

Machtstrukturen sind äußerst resistent gegen Veränderung. Die Menschen nehmen eine Menge Unannehmlichkeiten auf sich, um Macht zu erlangen; diese geben sie dann nicht mehr so leicht aus der Hand. Die Veränderung der Machtverteilung in einem Unternehmen ist eine schwierige Sache. Die folgende Auflistung beschreibt häufige Formen von Widerstand gegen die Veränderung, auf die Sie wahrscheinlich stoßen werden. Grundlegend kann gesagt werden, dass Ihre Versuche, Ihre Kontrollmöglichkeiten auszubauen, mit Gegenstrategien der anderen kollidieren können, welche von diesen entwickelt wurden, um deren Kontrollmöglichkeiten auszubauen oder zumindest zu erhalten.

⊚ Wenn Sie versuchen, die Grenzen zu überschreiten, erscheinen Ihnen diese vielleicht starr und streng überwacht. Wenn Sie eine Entscheidung, die etwas außerhalb Ihres normalen Arbeitsbereichs lag, getroffen haben, erhalten Sie vielleicht einen Anruf. Oder Ihr Vorgesetzter erwähnt vielleicht beiläufig im Vorbeigehen, dass Ihr Bewilligungsgesuch aufgehalten worden zu sein scheint. Dies sind Zeichen dafür, dass das System sich angesichts Ihrer Initiativen für Veränderung neue Geltung verschafft.

⊚ Sie suchen vielleicht eine viel umfangreichere Neuzuteilung von Befugnissen, als durch behutsame Interventionen verfügbar sind. Sie müssen vielleicht Ihren Job oder sogar Ihren Beruf wechseln, um eine tief greifende Erweiterung Ihrer Befugnisse zu erzielen. Sofern Sie sich nicht dafür entscheiden, Ihren Werdegang umzugestalten, sind vielleicht die konstante Erweiterung Ihrer Befugnisse, Ihre Fähigkeit, mit einem Team zu arbeiten, und Ihre Aufgabenwahrnehmung in Führungskontrollfunktionen das, was in der unmittelbaren Zukunft verfügbar ist.

⊚ Ihr Vorgesetzter oder der Teamleiter hütet vielleicht die Führungsvorrechte, sogar die vernachlässigten, wie seinen Augapfel. Ihr Vorgesetzter antwortet vielleicht auf Ihre Initiativen, indem er die Kluft anspricht. Die Reaktion ist vielleicht nur von kurzer Dauer und dient nur dazu, den Status quo zu schützen, anstatt eine Veränderung im Führungsverhalten zu signalisieren.

⊚ Ihre Teammitglieder teilen vielleicht Ihre Begeisterung für Kommunikation und Entscheidungsfindung nicht. Ihre Kommunikationsinitiative kommt vielleicht einfach nicht gut an. Die Tagesordnungspunkte finden kaum Beachtung. Ein Team zu effektiver Handlung zu führen ist kein sofortiger Prozess. Teamentwicklung funktioniert viel leichter mit einer leidenschaftlichen Sensibilität für die Bereitschaft der Gruppe, ihr funktionales Niveau zu verbessern.

Suchen Sie sich Verbündete

Ihre Kollegen bei der Arbeit teilen wahrscheinlich viele Ihrer Bedenken. Sie haben vielleicht ihre eigenen Probleme mit Kontrolle in dem Unternehmen. Sie werden auch Ihre Fähigkeiten gut einschätzen können. Sie können Ihre Argumente für einen höheren Grad an beruflicher Verantwortlichkeit unterstützen. Sie können auch nützlichen Rat bieten, wenn Sie sich zu übernehmen scheinen. Betty, die Krankenschwester in der Notaufnahme, deren Fall in Kapitel 4 besprochen wurde, bat zum Beispiel einen guten Freund in ihrer Station, ihr mitzuteilen, ob die Oberschwester jemals irgendein Zeichen von sich gab, dass sie sich durch die Einmischung in den Dienstplan gestört oder aufgebracht fühlte.

Die folgende Auflistung umreißt Punkte, die beim Aufbau von Bündnissen zu berücksichtigen sind. Es ist wichtig zu beachten, dass Bündnisse auf einen einzelnen Fokus beschränkt werden können, wie zum Beispiel die Verbesserung von Entscheidungsfindung im Team. Ein Bündnis kann für eine befristete Zeit auf ein klares Ziel konzentriert sein.

⊚ Es kann sein, dass Sie Kritik ausgesetzt sind, wenn Sie bei der Arbeit mehr Kompetenzen übernehmen. Indem Sie an die Herausforderung als Gruppenanstrengung herangehen, haben Sie eine Unterstützungsgruppe bestimmt. Die Kooperation anderer definiert Ihre Initiative mehr als Gruppenanstrengung. Es ist nicht einfach nur ein einzelner Abstecher zur Macht, sondern ein Weg, um effektiver zusammenzuarbeiten.

⊚ Sie könnten die Wirkung Ihrer Initiativen zur Einbeziehung von Führungsfunktionen in Ihr Verhältnis mit Ihrem Vorgesetzten verstärken, indem Sie einen Kollegen dazu ermuntern, es mit dem gleichen Vorgesetzten ebenso zu machen.

⊚ Die Verbesserung der Effektivität und des Führungsverhaltens im Team sind eher für ein Gruppenunterfangen geeignet. Der Versuch, diese Dinge alleine zu tun, wäre etwas sonderbar. Dieser Lösungsansatz würde nicht zum Problem passen.

Bewerten Sie Ihre Risiken

Der Versuch, Ihre Kontrolle zu vergrößern, birgt Risiken. Jeder Einsatz für mehr Macht oder eine Verringerung der Macht, die andere auf Ihre Arbeit haben, kann als bedrohend interpretiert werden. Sie sind anfällig für Kritik von Kollegen oder Vorgesetzten, die Ihre Bemühungen um eine größere Selbständigkeit als Weigerung, ein Teamspieler zu sein, darstellen könnten. Zum Beispiel: Der Mar-

ketingchef eines bedeutenden Tiernahrungsgroßhändlers lieferte
dem verantwortlichen Leiter für seinen Bezirk Gründe, um ihm
die Verantwortung für eine große Werbekampagne zu übertragen. Der Leiter, der hoffte, seine Führung bei dieser Kampagne als
Mittel für seine eigene Beförderung zu verwenden, interpretierte
das Ansuchen des Marketingchefs als Griff nach seiner Macht und
wies es kategorisch ab.

Die folgende Auflistung zeigt einige der üblichen Risiken, auf
die Sie beim Versuch, die Kontrolle in Ihrem Berufsleben zu vergrößern, treffen können. Ihre Initiativen geschehen in einem sozialen
Kontext und erfordern ein eingehendes Augenmerk auf andere,
die wohl ihre eigenen Bedenken über Kontrolle in ihrem Arbeitsleben haben.

⊚ Es lohnt sich, mit Ihren Plänen zur Vergrößerung der Autonomie andere Personen auf Ihre Seite zu bringen. Lassen Sie andere
Ihre Absichten wissen. Ihre Bemühungen werden für andere ak-
zeptabler sein, wenn Sie Ihre Bereitschaft, mit anderen bei gemeinsamen Anliegen zusammenzuarbeiten, immer wieder mitteilen.
Eine gemeinsame Führungsinitiative, die als Gruppe durchgeführt
wird, baut zum Beispiel die Fähigkeit der Gruppe zur Zusammenarbeit auf, während eine einseitige Veränderung der Art Ihrer Wech-
selbeziehung mit der Gruppe Sie von der Gruppe isolieren könnte.

⊚ Mit größerer Autonomie kommt größere Verantwortung. Auch
wenn Sie getrost die Lorbeeren für Ihre Erfolge ernten können,
werden die anderen Ihnen auch für mehr Probleme die Schuld
geben. Gesteigerte Autonomie bringt die Pflicht mit sich, die möglichen Folgen der Handlungen gründlich zu durchdenken. Dies
kann eine schwierige Herausforderung sein. Obwohl Sie vielleicht
mehr Freiheit in einigen Arbeitsbereichen haben, werden Sie nicht
imstande sein sicherzustellen, dass sich alles genau nach Ihren
Plänen entwickelt.

⊚ Geben Sie Acht, dass Sie Ihre Autorität nicht überbewerten.
Sowohl Kollegen als auch Vorgesetzte könnten sich angegriffen
fühlen.

⊚ Seien Sie bereit, eine führende Rolle Ihrem Vorgesetzten zu
überlassen. Der Zweck Ihrer Intervention ist, die Qualität des Füh-
rungsverhältnisses zu steigern und nicht, den Job Ihres Chefs im
Voraus mit Beschlag zu belegen.

Schritt Vier: Fortschritt verfolgen

Zuerst ist zu bewerten, ob Sie tatsächlich die Bestandteile Ihres
Plans realisiert haben. Notieren Sie in der letzten Spalte des Formu-

lars über den Aktionsfortschritt das Datum, wann jeder einzelne Teil des Plans umgesetzt wird. Vermerken Sie für Teile, deren Umsetzung mehr als einen Tag dauert, das Anfangs- und Enddatum.

Eine anschauliche Geschichte

Matilda sucht mehr Kontrolle in ihrer Beschäftigung als Innenarchitektin. Bei unserem vorherigen Kontakt mit Matilda war ihr Design für die örtliche Niederlassung einer Finanzplanungsfirma von Rodney blockiert worden. Rodney gibt zu, dass Matilda ein raffiniertes Design entwickelt hat, aber lehnt es als zu teuer und modisch für einen Kunden, dessen treibender Wert Kostenbeschränkung ist, ab. Rodneys Stellung als Abteilungsleiter gibt ihm die Befugnis, Matilda zu überstimmen. Sie ist zutiefst beleidigt über seine ablehnende Beurteilung und wütend über seine Machtausübung über ihre berufliche Kompetenz.

Matilda sucht eine Beziehung, in der sie basierend auf ihrer beruflichen Fachkenntnis als gleichwertiger Partner anerkannt wird. Eine Beziehung, in der Personen mit einem geringeren beruflichen Fachwissen Kontrolle über ihre Arbeit haben und ihre Beurteilung überstimmen können, stellt ein ernstes Ungleichgewicht dar. Sie erlebt ein Ungleichgewicht zwischen der Freiheit, die erforderlich ist, um gemäß ihren beruflichen Bestrebungen zu arbeiten, und den Beschränkungen, die ihr durch Rodneys Leitungsbefugnis auferlegt werden.

Mangelnde Kontrolle hat Auswirkungen auf andere strategische Bereiche. Matilda hat ihre Arbeitsbelastung vergrößert, indem sie außerhalb ihrer Arbeitszeit Zeit und Energie in die Entwicklung eines Designs gesteckt hat, das keinen Erfolg hat. Als ihrem Design widersprochen wurde, verlor sie die Chance auf Belohnung. Sie fühlt sich von Rodney aufgrund seiner einseitigen Machtausübung über das Design der Gruppe unfair behandelt. Doch das Wichtigste ist, dass Matildas Mangel an Kontrolle sie davon abhält, ihre Werte durch ihren Beruf zu verwirklichen. Dieses Ungleichgewicht höhlt Matildas berufliche Werte aus, ihre Freude an kreativer Designarbeit und ihren unabhängigen Geist gegen Rodneys Einsatz für Kostenbeschränkung, der durch seine Macht unterstützt wird, Entwicklungen zu blockieren, die mit seinen Werten in Widerspruch stehen. Und in dieser Konfrontation dominieren Rodneys Werte.

Befolgen der vier Schritte

Hier sehen Sie, wie Matilda die vier Schritte durchgearbeitet hat.

Schritt Eins: Problem definieren: In allen Bereichen kontrolliert werden

Matildas anfängliche Diagnose ihres Problems war, dass ihr Arbeitsleben von einem sie in allen Bereichen kontrollierenden Vollidioten beherrscht wurde.

Angaben im Test „Mein Verhältnis zur Arbeit". Matilda hatte große Ungleichgewichte bei K4, K5, K6, K7, K8, K9 und K10. All diese Punkte betreffen ihr Autonomieniveau bezüglich der Managementstruktur des Unternehmens.

Schritt Zwei: Ziele setzen: Mehr Autonomie

Matilda war dazu entschlossen, ihre berufliche Autonomie zu vergrößern. Sie wollte mehr Einfluss über die Designentscheidungen. Es freute sie, mit dem Designteam bei der Entscheidungsfindung zusammenzuarbeiten, aber sie akzeptierte es nicht, dass eine Einzelperson ihre berufliche Beurteilung aufgrund eines Postens in der mittleren Führungsebene überstimmen konnte.

Schritt Drei: Handeln: Vergrößerung der Kontrolle durch externe Validierung

Ein Ungleichgewicht kann von beiden Seiten der Beziehung aufgelöst werden. Mit Konzentration auf Rodney und den größeren Firmenkontext erwog Matilda, Rodneys Werte zu ändern, damit er einen Sinn für die Erlesenheit ihres Designs bekäme und gleichzeitig auch weiterhin die Kosten im Auge behalten konnte. Matilda stellte sich vor, wie sie Rodney durch eine gezielte, raffinierte und beharrliche Aktion erziehen und beeinflussen könnte, damit dieser die Kraft ihrer geschmackvolleren Designs schätzen würde, um dabei den Bedürfnissen der Kunden – von denen er vielleicht zunächst glaubte, dass ihre einzige Erwägung Kostenbeschränkung sei – zu entsprechen. Matilda verwarf diese Idee, da sie nicht genügend Hinweise für Rodneys kunstvolle Empfindsamkeit sehen konnte, um die Mühe zu rechtfertigen.

Matilda erwog, ihre Erwartungen an den Job zu ändern. Als Designerin – vor allem da sie am Anfang ihrer Karriere stand – benötigte Matilda eine Basis. Sie musste für eine Firma arbeiten, um Erfahrung zu erlangen, um Kontakte zu knüpfen und um die praktischen Dimensionen einer Designertätigkeit kennen zu lernen. Obwohl ihr langfristiges Ziel die Einführung eines eigenen unabhängigen Designstils war, konnte es sein, dass der Zeitpunkt, das zu tun, noch nicht gekommen war. Dies mochte der Punkt in ihrer Karriere sein, um der bewährten Weise, Dinge zu erledigen, Beachtung zu schenken. Matilda gab zu, dass man Gründe dafür geltend machen kann, ein guter Mitarbeiter zu sein, zu tun, was das Management verlangt, und dies außerdem auch gut zu machen. Doch sie verwarf diese Idee, da sie zu jung und zu idealistisch war, um auf ihre beruflichen Werte zu verzichten. Da würde sie lieber wieder zu ihrem Kellnerinnenjob zurückkehren, der sie durch die Designerschule gebracht hatte.

Matilda entschied sich dafür, das Kräfteverhältnis durch ihre Berufsverbände zu verändern. Sie arbeitete daran, ihr außerbetriebliches Ansehen aufzubauen, um ihre Machtbasis innerhalb des Unternehmens zu stärken. Sie wurde aktives Mitglied des staatlichen Innenarchitekturverbandes und trug zu dessen Programmen bei. Sie stellte sich vor, dass mit genügend Ruhm und der Fähigkeit, Kunden anzuziehen, die ihre persönliche Beteiligung bei der Entwicklung ihrer Designs suchten, ein Vorgesetzter zögern würde, ihre Designs zu überstimmen.

Matilda reichte das abgelehnte Design bei einem regionalen Wettbewerb ein, der vom staatlichen Innenarchitekturverband veranstaltet wurde. Sie gewann den zweiten Preis für ein Entwicklungskonzept für einen gewerblichen Raum und eine Menge Aufmerksamkeit der Medien. In den folgenden Wochen fragten einige Kunden, die dem Unternehmen einen Auftrag erteilten, explizit nach Matilda. Rodney, der schnell erkannte, woher der Wind wehte, gab Matilda viel mehr Freiraum. Seinem Chef gegenüber erwähnte Rodney, wie sehr er schon immer vom offensichtlichen Talent dieser jungen Frau beeindruckt gewesen war.

Schritt Vier: Fortschritt verfolgen

Ein Jahr später überprüfte Matilda ihre Aufgabenliste für den Aufbau von externer Glaubwürdigkeit und gab sich selbst für jeden Schritt des Prozesses gute Noten. Ihre Kollegen sahen, dass ihr Erfolg auf das ganze Team positiv abfärbte, was ihnen ein neues Gefühl von Effektivität als Gruppe gab. Es gab weiterhin einige Ungleichgewichte in Matildas Test „Mein Verhältnis zur Arbeit", doch die großen Ungleichgewichte waren verschwunden.

Kapitel 6

Belohnungsprobleme lösen

Ein Ungleichgewicht bei der Belohnung bedeutet einen Mangel an Motivation, Befriedigung, Erfüllung, Anerkennung, Selbstwert, Selbstachtung, ja sogar an Liebe. Es fehlt etwas. Diese Tätigkeit – Ihre Arbeit, Ihre Karriere –, die sehr viel Ihrer Zeit, Energie und Begabung einnimmt, fühlt sich inhaltslos an. Das, was zurückkommt, ist die Mühe nicht wert. Was hat das für einen Sinn? Das ist ein ernstes Problem.

Schritt Eins: Problem definieren

Der Test „Mein Verhältnis zur Arbeit" hilft, die Qualitäten Ihres Arbeitslebens festzustellen, die alles andere als erfüllend sind. Wenn es in allen Punkten bei *Belohnung* ein Ungleichgewicht gibt, sind Sie in einer sehr schwierigen Situation, die nur schwer zu ertragen ist. Wenn sich dieses Ungleichgewicht auf eine begrenzte Anzahl potentieller Belohnungen konzentriert, ist das Problem leichter zu bewältigen.

Belohnungsproblem: Unzureichende Entlohnung

Geld ist immer ein Thema. Es scheint nie genug davon zu geben. Doch es wird zu einem großen Ungleichgewicht, wenn unzureichende Entlohnung zu Not, dem ständigen Gefühl von Wut, Angst und Depression führt. Es handelt sich auch um ein Ungleichgewicht, wenn Ihnen bewusst ist, dass andere in ähnlichen Positionen besser bezahlt werden.

Angaben im Test „Mein Verhältnis zur Arbeit". Unzureichende Entlohnung wird bei Bl, B2, B6, B7 und B8 als Ungleichgewicht festgestellt. Diese Punkte betreffen Geld und sonstige Leistungen.

Belohnungsproblem: Mangelnde Anerkennung

Unabhängig davon, ob die Bezahlung angemessen ist oder nicht, möchten Sie, dass Ihre Arbeit anerkannt wird. Geld ist nicht das einzige Barometer dieser Art des Feedbacks. Unternehmen und Konzerne haben andere Möglichkeiten, Anerkennung und Respekt zu zeigen und Entschädigung zu leisten. Sie können regelmäßige Auszeichnungen verleihen, zum Beispiel in Form von Urkunden, Ehrentafeln oder kleinen Geschenken. Sie können bestimmten Mitarbeitern besondere Vergünstigungen, Privilegien, Reisen, Extra-Urlaubstage gewähren. Es gibt eine Vielzahl von Möglichkeiten, wie ein Konzern oder eine Firma ihren Mitarbeitern etwas, was sehr wichtig ist, zu verstehen geben kann: „Wir schätzen, was Sie tun; wir mögen Sie; wir möchten, dass Sie eine spezielle Form der Anerkennung erhalten."

Sie möchten, dass Schlüsselpersonen Ihren Beitrag sehen und positiv, wenn nicht sogar begeistert, darauf reagieren. Es gibt eine Leere, wenn Anerkennung fehlt.

Angaben im Test „Mein Verhältnis zur Arbeit". Mangel an Anerkennung wird bei B3, B4 und B7 als Ungleichgewicht vermerkt.

Belohnungsproblem: Unbefriedigende Arbeit

Wenn Sie die Arbeit nicht um des Geldes oder der Ehre wegen machen, dann muss sie zumindest Spaß machen. Viele Jobs geben Menschen die Möglichkeit, Fertigkeiten zu entwickeln und zu verbessern, die gut zu ihren Fähigkeiten passen. Möglichkeiten, diese Fertigkeiten anzuwenden und weiterzuentwickeln, sind äußerst erfüllend. Diese Möglichkeiten nicht zu haben und sich zu langweilen, ist sehr enttäuschend.

Angaben im Test „Mein Verhältnis zur Arbeit". Unbefriedigende Arbeit wird bei B9 und B10 als Ungleichgewicht gezeigt.

Schritt Zwei: Ziele setzen

Die Ziele in diesem Abschnitt sind darauf gerichtet, das Arbeitsleben zu bereichern. Sie zielen darauf ab, Belohnungen zu schaffen, wo diese fehlen oder deren Qualität zu verbessern, wo diese nicht entsprechend vorhanden ist. All diese Ziele erfordern Veränderungen der Menschen oder der Arbeitsvorgänge.

Belohnungsziel für unzureichende Entlohnung: Mehr Geld

Geld scheint auf den ersten Blick eine arglose Sache zu sein, doch es gibt unterschiedliche Ausmaße von unangemessener Bezahlung. Die meisten großen Unternehmen haben detaillierte Lohn- und Gehaltspolitiken, die die Bezahlung für die verschiedenen Positionen deutlich vorgeben. Ihr Ziel kann es sein, Ihr Gehalt entsprechend der Geschäftspolitik zu verbessern, oder Sie beabsichtigen, über das von der Firma als gewöhnlich Vorgesehene hinauszugehen. Der Unterschied zwischen diesen beiden Zielen kann zu verschiedenen Strategien führen.

Geld kann neben dem Zahlungsmittel als ein solches auch entsprechend andere Formen annehmen, wie etwa zusätzliche Vergünstigungen wie bessere Büros, Parkplätze oder ein Spesenkonto. In vielen Fällen, wo sich Firmen gegen eine tatsächliche Gehaltserhöhung sträuben oder diese aufgeschoben wird, könnten diese Vergünstigungen die Lücken füllen, wenn darum entsprechend angesucht und verhandelt wird. Vergünstigungen können, abgesehen vom gewöhnlichen Gehalt, von Motivationsprogrammen bis zu variabler leistungsbasierter Bezahlung, speziellen Kranken- und Lebensversicherungen und speziellen Unterrichtsgebühren für Familienmitglieder reichen – all das sind andere Elemente eines Entschädigungspaketes, die Faktoren in Ihrer Gesamtbelohnung der Arbeit darstellen können. Und wenn Sie in der glücklichen Lage sind, dass es die Option gibt, Aktien zu beziehen, können diese langfristig gesehen auch von großer Bedeutung sein.

Belohnungsziel für mangelnde Anerkennung: Anerkennung

Anerkennung für Leistungen gibt es auf verschiedene Weise. Einige sind bedeutender als andere. In manchen Unternehmen können alljährliche Mitarbeiterpreise und Auszeichnungen begehrt sein, die wirklich innovativen Mitarbeitern verliehen werden; in anderen Firmen hängt es einfach davon ab, wer diese Woche gut mit dem Chef umgehen kann.

Auf einem alltäglicheren Niveau werden einige Vorgesetzte sich gewandt über die Leistungen der Belegschaft äußern; andere liefern wenig Beweis dafür, dass sie darüber Bescheid wissen, wer was tut. Im letzteren Fall Anerkennung zu gewinnen erfordert eine bedeutende Veränderung im persönlichen Stil.

*Belohnungsziel für unbefriedigende Arbeit: Bessere
Arbeitsaufgaben*

Eine Verbesserung Ihrer Arbeitsaufgaben ist eine Honorierung, die
eine enorme Auswirkung auf Ihr tägliches Arbeitsleben hat. Zahl-
tag ist nur alle paar Wochen, ein Lächeln Ihres Vorgesetzen könnte
ein seltenes Ereignis sein. Aber Ihre Arbeit machen Sie jeden Tag den
ganzen Tag lang. Und es ist die wesentliche und dauerhafte Zufriedenheit, eine angenehme Arbeit zu verrichten, die Ihnen bleibt.

Der Grund, Ihre Aufgaben zu verbessern ist, den Anteil Ihrer
Zeit bei der Arbeit zu erhöhen, während der Sie sich Tätigkeiten
widmen können, die Sie gerne machen. Das sind oft Tätigkeiten,
die Sie als solche wahrnehmen, die einen positiven Beitrag zur
Qualität der Arbeit im Unternehmen und der Zufriedenheit seiner
Kunden leisten. Aber in manchen Fällen ist es schlichtweg die Tätigkeit: den Bericht schreiben, das Aktienportefeuille analysieren,
sich um die Statue kümmern oder das Klavier stimmen; das, was
Sie gerne machen, unabhängig von der Auswirkung oder der Anerkennung durch irgendjemanden.

Schritt Drei: Handeln

Das Niveau Ihrer Honorierungen zu verbessern kann ein gezieltes
Vorhaben über einen längeren Zeitraum sein. Manche Belohnungen gibt es nur in begrenztem Ausmaß. Andere Vergütungen
erfordern neue Fähigkeiten oder Haltungen von Seiten der Schlüs-
selfiguren in Ihrem Arbeitsleben. Andere wiederum erfordern das
Durchdenken neuer Wege, wie die Arbeit im gesamten Unternehmen neu organisiert werden kann. Obwohl ein paar kleine
Gewinne möglich sind, sind für Fortschritte oft gezielte Vorhaben
notwendig.

Belohnungsziel: Mehr Geld

Die Zahl auf unserem Gehaltsscheck zu erhöhen ist ein Thema,
das Millionen von Menschen ein teures Anliegen ist. Es gibt viele
Bücher und Webseiten, die sich mit dem Fordern einer Gehaltserhöhung beschäftigen. Das kann ein mehrjähriges Vorhaben oder
ein Ein-Tages-Wunder sein. Es kann eine faszinierende Interaktion
sein, die Themen wie Ihren Wert für das Unternehmen und die
wechselseitige Art Ihrer Arbeitsbeziehung berührt. Oder es kann
einfach eine harte Verhandlungsrunde über Geld sein. Und bei
solch einer Konfrontation ist es wichtig, dass Sie sich sowohl als

wertvollen Vermögenswert für das Unternehmen im Allgemeinen als auch für Ihren Vorgesetzten im Speziellen präsentieren.

Eine Gehaltserhöhung aushandeln

Eine Gehaltserhöhung auszuhandeln ist eine Überzeugungsarbeit mit enormen Konsequenzen. Wie bei anderen Verhandlungen in Ihrem Arbeitsleben erfordert ein erfolgreiches Ergebnis sorgfältige Vorbereitung. Stichhaltige Argumente müssen auf empirischen Daten basieren ohne übertrieben zu werden. Es ist wichtig, das Argument auf überzeugende Weise zu präsentieren und dabei die Sichtweisen der Zuhörer zu respektieren.

Eines der stichhaltigen Argumente für eine Erhöhung ist *Fairness:* Sie suchen nach einer Entschädigung, die mit der anderer Personen in der Firma oder in vergleichbaren Positionen in anderen Firmen vergleichbar ist. Ein gegenteiliges Argument ist die *Unterscheidung:* Sie sollten mehr Geld bekommen als das bescheidene Gehalt der anderen in vergleichbaren Positionen, weil Sie außerordentlich begabt sind. Beide Arten von Argumenten können zum Erfolg führen, aber nur, wenn sie gut zur Situation passen.

Ein überzeugendes Argument ist gut strukturiert und wird kurz und bündig und zum richtigen Zeitpunkt vorgebracht. Es hilft, Ihre Argumente zu skizzieren, sodass Sie sicher gehen können, dass Sie keinen wichtigen Punkt auslassen. Die Diskussion mag vielleicht etwas stressig sein und Sie vielleicht dazu bringen, einige Schlüsselpunkte nicht vorzubringen. Knappheit ist wichtig. Manager bevorzugen Diskussionen, die klar und deutlich auf den Punkt gebracht werden. Wenn Sie das beherzigen, erhöht das Ihre Glaubwürdigkeit. Es gibt bestimmte Zeiten im Jahr oder im Quartal, zu denen eine Gehaltsanpassung wahrscheinlicher ist. Es hilft nichts, ein überzeugendes Argument für eine Gehaltserhöhung sechs Monate vorher vorzubringen, bevor Ihr Chef überhaupt in der Lage ist zu handeln.

Ein Ultimatum stellen

Ein Ultimatum lenkt die Diskussion auf eine andere Ebene der Intensität. Wie schon früher angemerkt, darf ein Ultimatum nicht leichthin vorgebracht werden. Ihr Chef hat womöglich nicht die Macht oder Lust, Ihre Forderungen zu erfüllen, und hindert Sie nicht daran, andere Beschäftigungsmöglichkeiten zu suchen.

Unter manchen Umständen mag ein Ultimatum angebracht sein. Manche Unternehmen behandeln Gehaltsthemen nur dann, wenn ein Mitarbeiter ein ernsthaftes Angebot von einem anderen Unternehmen hat. Wenn das Ihre Unternehmenskultur ist, Sie ein hochgeschätzter Mitarbeiter sind und ein alternatives Jobangebot bekommen können, könnte das die richtige Vorgehensweise sein. Und irgendwann einmal entscheiden Sie vielleicht, dass das andere Jobangebot tatsächlich eine attraktive Möglichkeit sein könnte.

Leistung reduzieren

Bei der Abrechnung muss es auf beiden Seiten der Bilanz ein Gleichgewicht geben. Das heißt, wenn Sie vom Unternehmen nicht Ihrem Beitrag entsprechend entlohnt werden, könnten Sie Ihren Beitrag reduzieren. Es heißt, dass Menschen tatsächlich so reagieren ohne dies notwendigerweise absichtlich zu tun. Es gibt in Beziehungen eine zwingende Tendenz, die Dinge auszubalancieren. Wenn uns viel gegeben wird, neigen wir dazu, viel zurückzugeben. Wenn der andere in eine Beziehung wenig einbringt, neigen wir dazu, ebenso zu reagieren.

Andere Einkommensquellen finden

Eine andere Möglichkeit, an das Problem einer unangemessenen Entlohnung heranzugehen ist, zusätzliche Arbeit auf freiberuflicher Basis oder Teilzeitbasis zu suchen. Das erhöht sowohl Ihr Gesamteinkommen und bietet Ihnen Unabhängigkeit, Perspektiven und einen Vorteil, wenn Sie im Endeffekt vielleicht doch kündigen. Diese Option erfordert, dass Sie die Zeit, Energie und Kontakte haben, um Möglichkeiten auszuloten. Es setzt auch voraus, dass Ihnen Ihr derzeitiges Arbeitsverhältnis nicht untersagt, zusätzliche Arbeit anzunehmen.

Sich als Freiberufler zu etablieren, ist eine Selbstvermarktungskampagne. Die Vorbereitung umfasst die Erstellung von Präsentationen und schriftlichem Material, die Ihre Eigenschaften und die Vorteile Ihrer Dienstleistungen beschreiben. Sie können Ihren Bekanntheitsgrad durch Ihre betriebsfremden Kontakte erweitern. Sie können diesen Schritt umgehen, wenn sich Ihnen im Zuge Ihrer gewöhnlichen Arbeit eine Möglichkeit anbietet. Eine Firma, die Ihre Arbeit kennt, könnte nach Ihrer Verfügbarkeit, bei einem bestimmten Projekt mitzuarbeiten, anfragen. Diese erste Arbeit könnte die erste von einer ganzen Reihe von Möglichkeiten sein.

Ein einfacherer Weg wäre es, zusätzlich zu Ihrem derzeitigen Arbeitsverhältnis einen Teilzeitjob zu finden. Sie können sich so die Mühe sparen, Ihre Leistungen zu bewerben und neue Steuerformulare verstehen zu müssen. Und Ihre Bemühungen können sich direkt auf Ihr Ziel, mehr Geld zu verdienen, richten.

Siehe Tabelle 9, die einen Aktionsplan zur Umsetzung der in diesem Abschnitt beschriebenen Ziele zeigt.

Belohnungsziel: Anerkennung

Sie vollbringen Großartiges in Ihrer Arbeit, aber bemerkt das auch jemand? Anerkennung durch Schlüsselpersonen im Unternehmen tut gut. Es baut Sie auf und bestätigt, dass Sie auf dem richtigen Weg sind. Es kann auch wichtig für zukünftige Möglichkeiten sein. Die Schlüsselpersonen werden Sie als Erfolg für das Unternehmen sehen. Es ist die Mühe wert, es den Menschen einfach zu machen, Ihre Leistung deutlich zu erkennen.

Erziehen Sie Ihren Vorgesetzten

Im Mittelpunkt Ihres Vorhabens für ein erfüllteres Arbeitsleben steht Ihr unmittelbarer Vorgesetzter. In vielen Arbeitsverhältnissen ist das nur eine Person. Aber es können auch zwei oder mehrere sein: Sie arbeiten vielleicht in verschiedenen Teams oder haben ein Berichtswesen, in dem Sie an verschiedene Menschen zu unterschiedlichen Aspekten Ihrer Arbeit Bericht erstatten. Es kann auch sein, dass Ihr Hauptaugenmerk nicht so sehr auf Ihrem unmittelbaren Vorgesetzten liegt, sondern auf einem Manager, der zwei oder drei Ebenen höher in der Hierarchie steht.

⊛ Sprechen Sie mit Ihrem Vorgesetzten über die Situation. Teilen Sie ihm Ihren Wunsch mit, etwas für das Unternehmen leisten zu wollen, indem Sie insbesondere betonen, dass Sie für die Abteilung Ihres Vorgesetzten nützlich sein wollen. Zeigen Sie ihm, dass es Ihnen wichtig ist, dass Ihr Vorgesetzter Ihre tägliche Arbeit beurteilt. Dieses Feedback zeigt Ihnen, ob Sie auf dem richtigen Weg sind, und motiviert Sie zu weiteren Bemühungen. Vermitteln Sie Ihm, dass Sie Ihren Teil erfüllen, indem Sie den Vorgesetzten auf dem Laufenden halten, während Sie hingegen auf Feedback hoffen; fragen Sie den Vorgesetzen, auf welche Weise er diese Information erhalten möchte.

⊛ Heben Sie eine Leistung hervor, die ein klarer Erfolg ist. Betrachten Sie Ihre Leistung aus der Sicht Ihres Vorgesetzten. Es genügt nicht, dass Sie diese Leistung als Erfolg ansehen; es muss etwas sein, das Ihr Vorgesetzter als Erfolg ansieht. Diese Vorgehensweise lässt nicht nur Sie gut dastehen: Es lässt auch Ihren Vorgesetzten und Ihre Abteilung gut dastehen, wenn die Interessen der Abteilung gefördert werden.

Tabelle 9. *Aktionsplan zur Umsetzung*

Bereich des Arbeitslebens: Belohnung
Problem: Unzureichende Entlohnung

Problem definieren	Ziele setzen	Handeln	Zeitrahmen	Fortschritt verfolgen
1. Mehr Geld	Eine Gehaltserhöhung aushandeln	⊚ Bereiten Sie Argumente für Fairness oder Anerkennung vor ⊚ Wählen Sie den optimalen Zeitpunkt ⊚ Treffen Sie sich mit Ihrem Vorgesetzten	⊚ 3 Wochen ⊚ ? ⊚ 2 Wochen	⊚ .... ⊚ .... ⊚ ....
2. Mehr Geld	Ein Ultimatum stellen	⊚ Bedenken Sie mögliche Auswirkungen ⊚ Prüfen Sie andere Jobangebote ⊚ Treffen Sie sich mit Ihrem Vorgesetzten	⊚ 2 Wochen ⊚ 2 Wochen ⊚ 4 Wochen	⊚ .... ⊚ .... ⊚ ....
3. Mehr Geld	Die Leistung reduzieren	⊚ Bewerten Sie die gegenwärtige Leistung ⊚ Ermitteln Sie potentielle Bereiche für eine Reduktion der Leistung ⊚ Passen Sie Ihre Leistung an	⊚ 1 Monat ⊚ 1 Monat ⊚ 1 Monat	⊚ .... ⊚ .... ⊚ ....
4. Mehr Geld	Andere Einkommensquellen finden	⊚ Finden Sie andere Chancen ⊚ Halten Sie sich auf dem Laufenden	⊚ 6 Monate ⊚ 1 Jahr	⊚ .... ⊚ ....

◉ Machen Sie Ihren Vorgesetzen auf die Sache aufmerksam. Überlegen Sie sich, wie Sie eine Leistung Ihrem Vorgesetzten am besten kommunizieren können. Zum Beispiel: Es ist zwar einfach, eine E-Mail zu schreiben, aber Ihr Vorgesetzter ist vielleicht derartig mit E-Mails überladen, dass Ihre Nachricht verloren gehen könnte.

Belohnen Sie sich selbst

Während Sie mit dem möglicherweise langen Prozess beginnen, Ihren Vorgesetzten zu erziehen, dürfen Sie den Mut nicht verlieren.

◉ Verfolgen Sie Ihre vorrangigen Leistungen und feiern Sie diese. Belohnen Sie sich selbst auf eine ganz persönliche Art und Weise, die Sie wirklich genießen, wenn Sie denken, dass Sie es verdienen.

◉ Erzählen Sie Ihren Kollegen, Freunden und Ihrer Familie, wenn Sie stolz auf etwas sind, was Sie in der Arbeit erreicht haben. Belohnen Sie sich zusammen mit anderen. Essen Sie nicht einfach alleine einen Eisbecher, gehen Sie mit Menschen aus, mit denen Sie gerne zusammen sind. Dabei heben Sie etwas, das Sie in Ihrer Arbeit erreicht haben, das Ihnen wichtig erscheint, hervor.

Schenken Sie anderen Anerkennung

Der Mangel an Belohnung in Ihrem Leben spiegelt eine Entwicklung wider, die es verabsäumt, Erfolg anzuerkennen. Sie können Einfluss darauf nehmen, indem Sie eine andere Herangehensweise schaffen. Wenn es ein Bedürfnis der anderen stillt, wird es wahrscheinlich ankommen.

◉ Verfolgen Sie die Leistung Ihrer Kollegen und feiern Sie diese. Überlegen Sie sich genau, in welcher Form sich diese über eine Anerkennung freuen würden. Wenn solche Wechselbeziehungen selten sind, möchten Sie vielleicht etwas zurückhaltend sein.

◉ Suchen Sie nach Möglichkeiten, die Leistungen Ihres Arbeitsteams zu feiern: einen Termin eingehalten zu haben oder eine hektische Zeit erfolgreich überstanden zu haben, wie zum Beispiel die Weihnachtseinkäufe oder die Anmeldewoche in einer Schule. Die Betonung der Feier soll auf der ausgezeichneten Leistung liegen und nicht auf „Ach sind wir froh, dass das für ein Jahr vorüber ist".

Siehe Tabelle 10, die einen Aktionsplan zur Umsetzung der in diesem Abschnitt beschriebenen Ziele zeigt.

Tabelle 10. *Aktionsplan zur Umsetzung*

Bereich des Arbeitslebens: Belohnung
Problem: Unzureichende Anerkennung

Problem definieren	Ziele setzen	Handeln	Zeitrahmen	Fortschritt verfolgen
1. Anerkennung	Erziehen Sie Ihren Vorgesetzten	⊙ Legen Sie sich Argumente zurecht ⊙ Treffen Sie sich mit Ihrem Vorgesetzten ⊙ Kommunizieren Sie Leistung	⊙ 3 Wochen ⊙ 2 Wochen ⊙ 1 Jahr	⊙ .... ⊙ .... ⊙ ....
2. Anerkennung	Belohnen Sie sich selbst	⊙ Verfolgen Sie Ihre Leistungen ⊙ Freuen Sie sich mit den Kollegen über Ihre Erfolge ⊙ Feiern Sie	⊙ 3 Monate ⊙ 2 Wochen ⊙ 4 Wochen	⊙ .... ⊙ .... ⊙ ....
3. Anerkennung	Schenken Sie anderen Anerkennung	⊙ Verfolgen Sie die Leistungen Ihrer Kollegen ⊙ Feiern Sie gemeinsame Leistungen	⊙ 3 Monate ⊙ 1 Monat	⊙ .... ⊙ .... ⊙ ....

Belohnungsziel: Bessere Arbeitsaufgaben

Das Ziel von besseren Arbeitsaufgaben liegt darin, sich belohnt zu fühlen, indem man mehr Zeit damit verbringt, das zu tun, was einem Spaß macht. Dieses Ziel schließt die Beeinflussung der Art und Weise ein, in welcher die Arbeit in Ihrer Abteilung oder Ihrem Team organisiert ist. Es erfordert die Feststellung von Möglichkeiten, anspruchsvollere Arbeit zu tun und herauszufinden, wie diese Verschiebung von Verantwortungen in die Arbeitsgruppe passt.

Bessere Aufgaben aushandeln

Ihr Hauptargument bei dieser Verhandlung mit Ihrem Vorgesetzten oder dem Team ist, dass es für das Unternehmen von größerem Nutzen ist, wenn Sie Ihre Arbeit gerne tun. Und Ihr Genuss daran motiviert Sie dazu, noch bessere Arbeit zu leisten. Dieses Argument funktioniert am besten mit Unternehmen, die hochqualitative Dienstleistungen oder ausgezeichnetes handwerkliches Können anbieten.

Eine Herausforderung in der Verhandlung ist vor allem dann gegeben, wenn die meisten Mitarbeiter der Firma die gleiche Arbeit wie Sie bevorzugen und die Konkurrenz daher groß ist. Das Argument hier ist nicht die bloße Qualität, sondern, dass Sie aufgrund Ihrer Fähigkeiten, Ihres Einsatzes oder da Sie schon lange im Unternehmen tätig sind eine bevorzugte Behandlung verdienen. Eine weitere Herausforderung für Ihren Vorgesetzten ist die Zuweisung stupider Tätigkeiten. Wenn diese Arbeit notwendig ist, sollen nicht Sie, sondern ein anderer diese tun. Das ist ein Problem, das ein gänzlich überzeugendes Argument erfordert.

Erweitern und steigern Sie Ihre bevorzugte Arbeit

Es gibt vielleicht ein paar Punkte in Ihrer derzeitigen Arbeit, die spannender sind als andere. Und es gibt eventuell Möglichkeiten, sich mehr auf diese Tätigkeiten zu konzentrieren, während Sie gleichzeitig die stupiden Arbeiten reduzieren können. Zum Beispiel: Margaret, eine Professorin für Englisch, verzweifelte daran, wie viel Zeit sie mit dem Korrigieren von Aufsätzen der Erstklässler aufwenden musste. Sie verbrachte ihre Zeit viel lieber mit dem Schreiben von wissenschaftlichen Arbeiten über die Gedichte von John Donne.

Während sie mit der Arbeit der verschiedensten Aufsätze von Erstklässlern jonglierte, schaffte Margaret es, einen brillanten Vorschlag für ein großes nationales Forschungsstipendium zu schreiben. Sie bezog in diesen Stipendiumsvorschlag Fördermittel für das Englischinstitut ein, um einen Teilzeitlehrer anzustellen, der jedes Semester einen ihrer Kurse unterrichten sollte, insbesondere Aufsatz schreiben für Erstklässler. Sie argumentierte, dass diese Reduzierung ihrer Unterrichtseinheiten der einzige Weg wäre, ihr Zeit für die notwendige Forschungsarbeit im Rahmen des Stipendiums zu geben. Der Vorschlag einschließlich der Reduktion ihrer Unterrichtsstunden war erfolgreich. Margaret hatte nun ein angenehmeres Verhältnis in ihren Arbeitserfordernissen.

Ändern Sie Ihre Arbeitsweise

Das Problem kann die Art sein, wie Sie die Arbeit üblicherweise verrichten, und nicht die Arbeit selbst. Wenn Sie einen großzügigen Spielraum haben, wie Sie Ihre Arbeit verrichten können, können Sie eine neue Herangehensweise schaffen. Sie könnten es so einrichten, dass Sie Ihre Fähigkeiten einschließlich der Tätigkeiten, die Sie in der Arbeit gerne machen, besser einsetzen können.

Zum Beispiel: Ken, ein geselliger Verkaufsmanager, hatte pro Quartal regelmäßig ein paar Tage zu leiden, wenn er seinen Verkaufsbericht für seine Abteilung zusammenstellte. Er konnte die Arbeit bewältigen; es war nur so, dass er es einfach vorzog, Kunden zu treffen oder Strategiesitzungen mit seinem Team abzuhalten. Er hasste es, mehrere Tage alleine hinter verschlossener Tür verbringen zu müssen, um den Text für den Bericht herunterzuschreiben.

Eines Tages hatte er die Idee, den Bericht statt im Alleingang in einem Teamprojekt zu erstellen. Er rief das Team in einem Raum, der mit einem Beamer ausgestattet war, zusammen. Sie hatten alle eine wunderbare Zeit. Und der Bericht war in kürzerer Zeit fertig.

Siehe Tabelle 11, die einen Aktionsplan zur Umsetzung der in diesem Abschnitt beschriebenen Ziele zeigt.

Allgemeine Richtlinien

Hier sind ein paar allgemeine Richtlinien, die zu bedenken sind, wenn Sie mit einem Aktionsplan beginnen, Ihr Arbeitsleben erfüllter zu gestalten. Das allgemeine Thema ist, dass sich diese Veränderungen in einem sozialen Kontext ereignen, in dem Menschen wissen, wie andere belohnt werden. Eine kleine Veränderung kann ein enormes Echo haben.

Tabelle 11. *Aktionsplan zur Umsetzung*

Bereich des Arbeitslebens: Belohnung
Problem: Unbefriedigende Arbeit

Problem definieren	Ziele setzen	Handeln	Zeitrahmen	Fortschritt verfolgen
1. Bessere Arbeitsaufgaben	Bessere Aufgaben aushandeln	⊙ Erarbeiten Sie Argumente ⊙ Treffen Sie sich mit Ihrem Vorgesetzten ⊙ Gleichen Sie die Verteilung der Aufgaben ab	⊙ 3 Wochen ⊙ 2 Wochen ⊙ 1 Jahr	⊙ .... ⊙ .... ⊙ ....
2. Bessere Arbeitsaufgaben	Steigern Sie Ihre bevorzugte Arbeit	⊙ Überwachen Sie die Verteilung der Arbeit ⊙ Übertreffen Sie sich in Ihrer bevorzugten Arbeit ⊙ Gleichen Sie die Verteilung der Aufgaben ab	⊙ 3 Monate ⊙ 1 Jahr ⊙ 1 Jahr	⊙ .... ⊙ ....
3. Bessere Arbeitsaufgaben	Ändern Sie Ihre Arbeitsweise	⊙ Bewerten Sie Abläufe ⊙ Entwickeln Sie alternative Abläufe ⊙ Führen Sie alternative Abläufe ein	⊙ 3 Monate ⊙ 1 Jahr ⊙ 1 Jahr	⊙ .... ⊙ .... ⊙ ....

Rechnen Sie mit Widerstand bei der Veränderung

Einige Unternehmenskulturen legen wenig Wert darauf, dass die Mitarbeiter ihre Arbeit gerne tun. Arbeit ist Arbeit; finden Sie Ihre Erfüllung woanders. Wenn Freude als wichtiger Punkt erachtet wird, gibt es eventuell große Konkurrenz für seltene Anerkennungen.

Bei den folgenden Punkten stoßen Sie möglicherweise bei Ihren Bemühungen, ein anerkennenderes Arbeitsleben zu gestalten, auf Widerstand. Ein Thema in dieser Liste ist, dass Unternehmen im Laufe der Zeit Systeme entwickeln, die das Ausmaß reduzieren, in dem sie auf individuelle Bemühungen, das Gleichgewicht der Belohnung zu erhöhen, reagieren können. Ein weiteres Thema ist, dass manche Individuen in Schlüsselpositionen die Leistungen von anderen nur widerwillig anerkennen.

⊚ Gehaltspolitiken können ernsthaft Ihr Potential, ein besseres finanzielles Abkommen zu verhandeln, einschränken. Gewerkschaftlich organisierte Arbeitsumgebungen sind besonders starr, sie haben strikte vertragliche Verpflichtungen bezüglich Gehalt und sonstige Leistungen.

⊚ Vielen Vorgesetzten fällt es schwer, die Erfolge ihrer Mitarbeiter anzuerkennen. Sogar wenn sie Ihnen im Prinzip zustimmen, dass Erfolge anzuerkennen eine gute Sache ist, mag es vielleicht nicht in ihrem Repertoire vorkommen. Ihr Erziehungsprogramm für Ihren Vorgesetzten kann ein lang andauerndes Projekt sein.

⊚ Es kann lange dauern zu erlernen, eine neue Aufgabe gerne zu machen. Und manche Arbeiten sind einfach total langweilig, ganz egal, wie Sie an sie herangehen.

Suchen Sie sich Verbündete

Ihr Erfolg wird sich mit Verbündeten verbessern. Menschen machen sich Gedanken um das Belohnungsniveau der anderen. Je mehr Unterstützung Sie für Initiativen dieser Art von anderen bekommen können, desto eher werden diese Erfolg und Beständigkeit haben.

Wie die folgende Liste zeigt, muss die Erhöhung Ihrer Belohnung nicht eine „Der Gewinner bekommt alles, der Verlierer nichts"-Situation sein. Es gibt Möglichkeiten, bei denen durch die Zusammenarbeit mit anderen die Chancen auf Ihren persönlichen Erfolg erhöht werden.

⊚ Eine Überprüfung der Gehaltspolitik in der gesamten Arbeitsgruppe könnte ein gemeinsames Vorhaben sein, wenn Fairness das Hauptthema darstellt. Eine ernsthafte Betrachtung der Entschädigungsungleichheiten könnte die Situation für Sie und auch für die anderen verbessern.

⊚ Durch gemeinsames Herangehen kann eine Kultur des gegenseitigen Unterstützens schneller aufgebaut werden, die die Leistungen der Einzelnen und der Gruppe anerkennt.

⊚ Viele langweilige Aufgaben können als Gruppenprojekt interessanter werden als im Alleingang.

Bewerten Sie Ihre Risiken

Belohnungen zu verbessern scheint auf den ersten Blick nicht riskant zu sein, aber es kann auch Kehrseiten geben. Wie in der folgenden Auflistung ersichtlich, missbilligen vielleicht andere – einzeln oder zusammen – Ihre Bemühungen, Ihr Los im Arbeitsleben zu verbessern. Was als Versuch begann, Ihr Leben angenehmer zu gestalten, kann in Konflikten und mit Risiken enden.

⊚ Versuche, Ihre Entlohnung im Vergleich zu der Ihrer Kollegen zu verbessern, könnten zu heftigem Unmut führen.

⊚ Manager könnten Ihren Wunsch nach Anerkennung für Ihre Leistungen als Anzeichen für einen Mangel an Belastbarkeit sehen, indem sie Ihnen unterstellen, dass Sie übertrieben von der Bestätigung durch andere abhängig sind.

⊚ Ihre Versuche, bessere Arbeitsaufgaben auszuhandeln, können zu verstärkter Konkurrenz mit Ihren Kollegen bezüglich der gleichen Aufgaben führen.

⊚ Eine Arbeit außerhalb des Unternehmens anzunehmen könnte von Ihrem Arbeitgeber als Interessenskonflikt angesehen werden. Es ist wichtig, die Firmenpolitik auf diese Frage hin sorgfältig zu prüfen.

Schritt Vier: Fortschritt verfolgen

In manchen Situationen mag Ihr Fortschritt offensichtlich sein. Aber manchmal müssen Sie genauer hinsehen, um Erfolg feststellen zu können. Und manchmal brauchen Sie eine genaue Aufzeichnung, um sich zu erinnern, wie die Dinge vorher waren.

Verbessern sich die Dinge? Auf diesem Wege ist es nützlich, die Umsetzung Ihres Aktionsplans und die Reaktionen der Kunden, Kollegen, Vorgesetzten und der Firma im Allgemeinen in Bezug auf Ihre Initiativen aufzuzeichnen.

Notieren Sie in der letzten Spalte des Formulars über den Aktionsfortschritt das Datum, an dem Sie die einzelnen Schritte umgesetzt haben.

Eine anschauliche Geschichte

Elaine war freiberufliche Schriftstellerin mit einem Universitäts-
abschluss in Klinischer Psychologie. Sie schrieb für eine Reihe von
Veröffentlichungen Artikel über den Verlauf, die Schwierigkeiten
und Freuden von Entscheidungsfindung. Sie hatte für sich eine
Geschäftsmöglichkeit frei von den stumpfsinnigen Mühen des Arbeitslebens in einem Unternehmen geschaffen, nachdem sie ihre
Position als Forscherin an der Universität gekündigt hatte.

Als sie mit ihrer freiberuflichen Tätigkeit begann, gab es einen
regelmäßigen Fluss an interessanter Arbeit. Ihr Ruf, aufgebaut auf
ein paar Schlüsselforschungsergebnissen, hat ihre Leistungen ver-
marktet. Die Arbeit ist ihr zugeströmt, ohne dass sie etwas dafür
tun musste. Das Einzige, was sie tun musste, war zu schreiben. Das
war es, was sie gerne tat und was sie gut konnte. Und sie hat viel
Geld verdient, viel mehr als in ihrem alten Job. Es war geradezu
perfekt.

Nach zwei Jahren jedoch hörte ihr Geschäftsmodell auf zu funktionieren. Die Aufträge, die hereinkamen, waren langweilig und
nicht gerade aufregend. Immer wieder musste sie etwas neues Lus-
tiges finden und sogar Erhebendes, etwa über den Vorgang beim
Einkauf von Geldbörsen, schreiben – oder über Schuhe. Herausge-
ber von Magazinen wollten Artikel über Shopping haben; diese
machten die Werbeleute glücklich. Mit dem Schreiben ließen sich
die Rechnungen bezahlen, aber es gab ihr nicht viel mehr als Geld
für die Rechnungen. Sie hatte wenig Möglichkeiten, etwas Neues
oder Einzigartiges in diese Aufgaben einzubringen. Die Arbeit wurde schnell langweilig, und sie verlor bald ihren Ruf, innovative
Perspektiven zu schaffen.

Befolgen der vier Schritte

Hier sehen Sie, wie Elaine die vier Schritte durchgearbeitet hat.

Schritt Eins: Problem Definieren: Unzureichende Entlohnung

Elaine war gelangweilt und pleite. Ihre Aufträge waren viel lang-
weiliger und weniger lukrativ geworden. Nachdem ihr ursprüng-
licher Erfolg nachgelassen hatte, verdiente sie weniger Geld als in
ihrem früheren Job. Sie hatte mehr Ausgaben und keine Vergünstigungen durch einen Arbeitgeber.

Angaben im Test „Mein Verhältnis zur Arbeit". Elaine hatte Ungleichgewichte bei vielen Punkten, angefangen bei B1 und B2 als

große Ungleichgewichte, da sie mit ihrer Arbeit die Rechnungen nicht mehr bezahlen konnte. Sie hatte auch große Ungleichgewichte bei B9 und B10, die sich in ihren langweiligen Aufträgen widerspiegelten.

Schritt Zwei: Ziele setzen: Mehr Geld

Elaine setzte sich zum Ziel, besser bezahlte Aufträge zu bekommen. Sie hatte zu zweifeln begonnen, ob das freiberufliche Leben wirklich ihr Leben war, aber sie spürte auch, dass sie ihr Bestes geben musste. Ihr Ziel ging darüber hinaus, die Aufträge nur etwas interessanter zu gestalten. Sie wollte also Aufträge, die besser waren als die, die sie am Anfang ihrer Selbständigkeit hatte. Also begann sie, über den Entscheidungsfindungsprozess bei der Partnerwahl für Beziehungen nachzudenken und darüber, wie sich Menschen letztlich dazu entschließen zu heiraten.

Schritt Drei: Handeln: Bessere Aufgaben aushandeln

Elaines endgültige Strategie war, sich selbst als Beziehungsguru neu zu erfinden: eine ernstzunehmende Psychologin, die Frauen und Männer bezüglich wichtiger Entscheidungen in ihren Beziehungen und ihrem persönlichen Leben beraten konnte. Eine Art Dr. Joyce Brothers für das einundzwanzigste Jahrhundert. Ihre Arbeitsaufgaben zu verbessern bedeutete, Werbung für ihre Texte bei Herausgebern von Magazinen in der ganzen Stadt zu machen, Messen zu besuchen und ihren Vertrag mit einem Werbeagenten zu erneuern, um ein bisschen Zeit im Fernsehen und Radio zu bekommen, um ihr Profil neu zu beleben. Sie musste sich als jemand mit einer neuen Perspektive neu behaupten. Das verlangte von ihr, umfassende Nachforschungen über neue Entwicklungen in der Forschung über Entscheidungsfindung und moderne Beziehungen anzustellen. Sie hatte ein Talent, verworrene Forschungsergebnisse in eine leicht verständliche Sprache zu übersetzen. Dieses Talent war es, das sie ursprünglich zu einer erfolgreichen Autorin gemacht hatte, doch damals schenkte sie Innovationen keine Beachtung. Der gesamte Aktionsplan war gründlich durchdacht, wenn auch teuer und zeitaufwendig.

Es funktionierte, aber es dauerte ein Jahr, wieder an den Punkt zu kommen, an dem sie war, als sie sich als freiberufliche Schriftstellerin etablierte. Und sie genoss wirklich sowohl die neuen Aufträge als auch die Berühmtheit, die ihr ihre Bemühungen einbrachten. Und die Bezahlung war viel besser.

Schritt Vier: Fortschritt verfolgen

Nach einem Jahr hatte Elaine keine großen Ungleichgewichte mehr in Bezug auf Belohnung. Ihre Ergebnisse bei B1, B2, B9 und B10 waren ausgeglichen. Aber sie spürte die Auswirkungen des Arbeitsumfanges und hatte Respekt für die Arbeit der Marketingleute gewonnen. Sie wurde in ihrer Absicht bestätigt, selbständig zu arbeiten, doch sie war sich auch bewusst, wie viel Planung und schwere Arbeit notwendig waren, um erfolgreich zu bleiben.

Kapitel 7

Gemeinschaftsprobleme lösen

Jeder Arbeitsplatz ist eine Gemeinschaft von Männern und Frauen, die viel Zeit miteinander verbringen. Rechnen Sie nach: Stunden, Tage, Wochen, Jahre. In vielen Fällen werden Sie sehen, dass Sie mehr Zeit an Ihrem Arbeitsplatz verbringen als zu Hause mit Ihrer Familie und Freunden.

Alle von uns, die schon viel Zeit in der Arbeit verbracht haben, kennen das und wissen, dass jeder Arbeitsplatz eine bestimmte, einzigartige Atmosphäre hat, eine Kultur, die die Umgebung von oben bis unten und bis in jeden kleinsten Winkel durchdringt. Manche Gemeinschaften am Arbeitsplatz sind sehr stabil, relativ angenehm und produktiv. Aber wenn Sie beim Test „Mein Verhältnis zur Arbeit" ein wesentliches Ungleichgewicht im Punkt Gemeinschaft haben, dann arbeiten Sie womöglich in einer Gemeinschaft, die große Probleme hat; eine, die nicht richtig funktioniert, die unterdrückend, gehässig, ja sogar beleidigend ist, zu Burnout führt und Sie sich mies fühlen lässt.

Wenn sich das soziale Arbeitsumfeld nicht zu einer glücklichen und funktionsfähigen Gemeinschaft verbindet, läuft alles Mögliche schief. Menschen können zu viel mit Ihnen zusammen sein, Sie mit ihren Forderungen, Ablenkungen und Unterhaltungen überhäufen. Kollegen können abwesend, distanziert oder kalt sein, sodass Sie sich alleine und isoliert fühlen. Arbeitskollegen können unverhohlen unangenehm sein, was bis zu Beschimpfungen führen kann, sie können unhöflich bis beleidigend und teilnahmslos bis desinteressiert sein.

Nicht Teil einer funktionsfähigen und kooperativen Arbeitsgemeinschaft zu sein ist ein ernsthaftes Ungleichgewicht bei der Arbeit. Beziehungen mit Menschen sind die Basis für ein produktives,

erfüllendes Arbeitsleben. Wir lernen und entwickeln uns mit Hilfe
von Mentoren. Es macht Spaß, Teil eines geschlossenen Teams zu
sein, das sich einer gemeinsamen Herausforderung mit Begeisterung stellt. Manche unserer besten Freundschaften können bei der
Arbeit entstehen. Viele Menschen finden am Arbeitsplatz sogar
die Liebe ihres Lebens. Die Gemeinschaft in der Arbeit kann und
soll ein angenehmes soziales Umfeld mit Menschen sein, die Sie
kennen und mit denen Sie wichtige und dauerhafte Beziehungen
eingehen.

Ein großes Ungleichgewicht bei den zehn Gemeinschaftspunk-
ten stellt eine ernsthafte Karrierekrise und Potential für schwer-
wiegendes Burnout dar. Ihre Erwartungen und Bestrebungen nach
sozialer Interaktion bei der Arbeit werden nicht erfüllt. Das könnte
an ihrer Art liegen: Die Art und Weise, wie Sie mit Menschen umgehen, wird nicht akzeptiert oder unterstützt. Es könnte an der Situation liegen: Sie könnten mit einer äußerst schwierigen Gruppe
arbeiten, die gehässig, intolerant oder gleichgültig ist. Es könnte
an den Fähigkeiten liegen: Es mag Ihnen schwer fallen, eine aktive Rolle bei Gruppendiskussionen einzunehmen oder mit dem
Klatsch im Laufe eines Arbeitstages mitzuhalten. Unabhängig von
der Ursache des Problems ist es das Ziel, erfüllende, angenehme
und produktive Beziehungen mit anderen am Arbeitsplatz zu entwickeln.

Schritt Eins: Problem definieren

Wenn Sie festgestellt haben, dass die *Gemeinschaft* einer der Bereiche an Ihrem Arbeitsplatz ist, der zu Ihrem Burnout beiträgt,
mag es an besonders eigentümlichen Gründen liegen, die einzigartig in Ihrer Unternehmenskultur sind. Im Allgemeinen haben
wir jedoch herausgefunden, dass, wenn es Probleme in diesem
Bereich gibt, diese sich für gewöhnlich auf einen der folgenden
Punkte konzentrieren.

Gemeinschaftsproblem: Gruppenbildung

Ein tief greifendes Problem bei Unternehmen sowohl im öffentlichen als auch im privaten Sektor ist die Gruppenbildung und
Entzweiung. Einzelpersonen und Gruppen in einem Unternehmen
können in isolierte oder sogar feindliche Lager gespalten werden. Es
mag Konkurrenzkampf, Angst, krankhaftes Misstrauen und Feindseligkeiten zwischen den einzelnen Abteilungen, zwischen dem
Management und den Mitarbeitern und zwischen den Zweigstel-

len geben. Innerhalb ihrer Gruppen sagen Personen nichts Gutes über die anderen Gruppen. Anstatt sich in die Gemeinschaft einzubringen, die das Unternehmen umfasst, verspüren die Mitarbeiter nur in ihrer Untergruppe einen Zusammengehörigkeitssinn. Die Treue zu ihrer Gruppe verhindert sogar, einen Gemeinschaftssinn zu entwickeln, der sich über das gesamte Unternehmen erstreckt. Es ist eine gemeine und gehässige, feindliche, kontraproduktive Situation, die den Zusammenhalt, die Zusammenarbeit und Koordination gänzlich zerstören kann, die für das Funktionieren jeder Arbeitsgemeinschaft notwendig sind, für jeden Einzelnen wie auch für Sie selbst, der dort arbeitet, um bei der Arbeit überhaupt glücklich zu sein.

Angaben im Test „Mein Verhältnis zur Arbeit". Gruppenbildung wird bei G8, G9 und G10 als Ungleichgewicht gezeigt.

Gemeinschaftsproblem: Schlechte Kommunikation

Eine Voraussetzung für das Gefühl einer glücklichen und funktionsfähigen Gemeinschaft ist das Bewusstsein darüber, was im Unternehmen passiert. Sie können sich nicht als Teil von etwas fühlen, wenn Sie nicht wissen, was vor sich geht. Leider führen Unternehmen, die eine argwöhnische Kultur in eine Politik eingeschränkter oder schlechter Kommunikation übertragen, oft Geschäfte hinter verschlossenen Türen. Sie sind verschwiegen und tun geheimnisvoll. Sie schaffen eine Atmosphäre der Ignoranz, Angst vor dem Unbekannten und Spekulationen über mögliches Unheil und Katastrophen. Wie können Sie wissen, was Sie tun sollen, wenn Sie nicht die notwendigen Daten haben, wenn es keine Transparenz, Offenheit und Ehrlichkeit über Ergebnisse, Taktiken und Ziele gibt? Es ist beachtlich, wie viele Firmen und Unternehmen sich tatsächlich so verhalten.

Angaben im Test „Mein Verhältnis zur Arbeit". Schlechte Kommunikation wird bei G1, G2 und G3 als Ungleichgewicht gezeigt.

Gemeinschaftsproblem: Entfremdung

Eine dynamische und leistungsfähige Arbeitsgemeinschaft verfügt über einen starken Sinn für gegenseitige Unterstützung und Zusammenhalt. Die einzelnen Menschen zeigen Mitgefühl für die Frustrationen der anderen und feiern deren Erfolge. In einem entfremdeten sozialen Umfeld fehlen menschliche Beziehungen, Einfühlungsvermögen und Wärme. Interaktion mit Kollegen hat nur den Zweck, die Arbeit zu machen und das vielleicht nicht einmal gut. Jeder Einzelne fühlt sich allein, ausgegrenzt, nicht als Teil des Ganzen und machtlos.

Angaben im Test „Mein Verhältnis zur Arbeit". Keine Unterstützung zu bekommen wird bei G4, G5, G6 und G7 als Ungleichgewicht gezeigt.

Schritt Zwei: Ziele setzen

Indem Sie ein paar kleine, aber klare Ziele setzen, können Sie tatsächlich beginnen, die Atmosphäre in der Arbeitsgemeinschaft zu verbessern.

Gemeinschaftsziel bei Gruppenbildung: Konfliktlösung

Wenn Ihr Arbeitsplatz ein bewaffnetes Lager feindlicher Gruppen ist, ist es wie ein militärisches oder juristisches Schlachtfeld. Das Erste, was Sie also machen müssen, ist eine Atmosphäre zu schaffen, in der Sie beginnen können, die offensichtlichsten Konflikte festzustellen und zu lösen.

Allein wenn Sie zugeben, dass es diese Konflikte gibt, ist das schon ein guter Anfang. Zuzugeben, dass diese Konflikte ein Problem darstellen, und damit anfangen festzustellen, worin diese genau bestehen, ist ein großer Sprung nach vorn in Richtung eines Schlichtungsprozesses.

Gemeinschaftsziel bei schlechter Kommunikation: Bessere Kommunikation

In der Welt der Unternehmenspsychologie und menschlichen Beziehungen gibt es ein enormes Fachwissen, um die Kommunikation auf allen Ebenen zu verbessern: im Unternehmen, in der Abteilung, im Team, in kleinen Gruppen oder unter vier Augen. Es gibt wirklich keine Ausrede für schlechte Kommunikation. Ja, es erfordert Zeit, Bemühungen und Fachwissen, die Kommunikation zu verbessern. Aber es ist eine Hauptfunktion eines Unternehmens, ein wesentliches Element, um die Arbeit zu verrichten, wie auch immer die Arbeit aussehen mag, und ein entscheidender Teil von jedermanns öffentlichem und privatem Leben.

Also lassen Sie sich von niemandem sagen, dass Kommunikation nicht verbessert werden kann. Es gibt buchstäblich Hunderte von Büchern, Lehrgängen, Videos, DVDs und Kassetten zu diesem Thema sowie Tausende von Trainern, die kommen und helfen.

Gemeinschaftsziel bei Entfremdung: Einigkeit

Ein starkes Gefühl der Verbundenheit, Einfühlungsvermögen mit Kollegen, gegenseitige Unterstützung und gemeinsame Anliegen sind Qualitäten, die allesamt fundamental für eine gute Arbeitsgemeinschaft sind. Die Menschen sind grundsätzlich in der Lage, einander zu helfen. Die Herausforderung besteht darin, eine Unternehmenskultur zu entwickeln, die Beziehungen schätzt und fördert, bei denen Menschen sich gegenseitig unterstützen.

Schritt Drei: Handeln

Ein Sinn für Gemeinschaft bei der Arbeit wird durch gemeinsame Ziele, Teamarbeit, gegenseitige Unterstützung und miteinander Lernen geschaffen. Diese Punkte liefern einen praktischen Beitrag zu Ihrer Fähigkeit, Ihren Job gut zu verrichten. Das sind auch Eigenschaften, die Sie gerne zur Arbeit gehen lassen. Arbeitsbeziehungen, die sich mit Kollegen durch diese Tätigkeiten ergeben, sind ein anhaltender Nutzen für Ihre Arbeit.

Gemeinschaftsziel: Konfliktlösung

Wie bei der Kommunikation (wird später in diesem Kapitel besprochen) gibt es auch hier viel Fachwissen darüber, wie Konflikte bei der Arbeit gelöst werden können. Wir alle kennen große unternehmensinterne Konflikte, die durch Gewerkschaftsverhandlungen oder bei Gericht geschlichtet werden mussten. Aber wir möchten solch extreme Maßnahmen vermeiden und überlegen uns andere Strategien, die bereits sehr erfolgreich waren, um Beziehungen in Gemeinschaften zu verbessern, in denen verschiedene Interessensgruppen und verschiedene Teile eines Unternehmens miteinander auf dem Kriegsfuß stehen.

Gemeinsamkeiten finden

Gemeinschaften in einem Unternehmen werden definitionsgemäß in erster Linie für gemeinsame Ziele gebildet: eine Leistung anzubieten oder ein Produkt zu produzieren, manchmal einen Gewinn zu machen, auf jeden Fall finanziell bestehen zu können, sodass man weiter arbeiten kann, und natürlich eine Kultur am Arbeitsplatz zu schaffen, in der die Menschen glücklich sind und gerne bleiben möchten.

Wenn es an Ihrem Arbeitsplatz ein großes Gemeinschaftsproblem gibt, können Sie die Bedeutung dieses Themas bei der Geschäftsleitung, dem Management oder den Teammitgliedern betonen. Wenn Sie sich selbst in einer Führungsposition befinden, heben Sie das Thema in Ihren Berichten und Ihren Mitarbeitern gegenüber hervor. Die Botschaft ist: „Wir alle sind aus dem gleichen Grund hier; wir sitzen alle im selben Boot. Wenn wir nicht am selben Strang ziehen, werden wir untergehen." Wiederholen Sie die Nachricht so lange, bis *sie* sich einprägt.

Eine hervorragende Art, diesen Sinn für gemeinsame Ziele und Gemeinsamkeiten zu erneuern, ist, einen neu aufgeteilten Arbeitsprozess zu organisieren oder ein neues Projekt zu schaffen, das sich mit verschiedenen Abteilungen und Interessensgruppen im Unternehmen überschneidet bzw. sich über diese erstreckt. Ein unternehmensvernetzendes Projekt bringt die einzelnen Personen der verschiedenen Abteilungen eines Unternehmens kurzzeitig zusammen. Das kann vom Entwickeln eines neuen Produktes (einschließlich Design, Produktion, Marketing und Verkauf) bis zu regionalem Verkauf zur Verbesserung der Ergebnisse (einschließlich Finanzanalysen, Verkauf, Marketing und Zweigstellen) reichen.

Höflichkeit steigern

Wenn Sie aufgrund von Gemeinschaftsproblemen an Burnout leiden, haben Sie mit der tagtäglichen Bissigkeit am Arbeitsplatz zu kämpfen, einer Atmosphäre, in der Menschen unhöflich und grob zueinander sind, gemeine und ausfällige Dinge zueinander sagen und eine oft obszöne und andere beleidigende Sprache verwenden.

Es ist möglich, diesem Verhalten auf Ebene der Einzelpersonen mit Null-Toleranz zu begegnen. Sie können das entweder in einem Vieraugengespräch tun oder indem Sie an die Belegschaft, die Personalabteilung oder das Management herantreten, weil Aspekte der Gesetzgebung oder die Unternehmenspolitik davon betroffen sind.

Daneben gibt es noch Schulungen und externe Trainer, die auf das Coachen und Ermutigen zu Höflichkeit spezialisiert sind.

Mediation versuchen

Einige Formen von Entzweiung sind so tief verwurzelt, schlimm und anhaltend, dass sie gänzlich gegen sanfte Überzeugung gefeit zu sein scheinen. Ein formaler Mediationsprozess kann notwendig sein, um das Problem offen als Thema anzusprechen, das für das Wohl des Unternehmens als Ganzes behandelt werden muss.

Obwohl einzelne Mitarbeiter nicht einfach im Alleingang einen Mediationsprozess starten können, können sie dazu anregen. Die folgenden Tätigkeiten sind Schritte, die das Unternehmen dazu anspornen können, die Entzweiung ernsthaft anzugehen:

⊚ *Themen feststellen.* In einem großen Unternehmen bestehen schwerwiegende Konflikte, die von Seiten des Managements nicht als Probleme oder Themen erkannt werden und auf die reagiert werden muss. Sie können das Thema deutlich machen, indem Sie es in Gesprächen mit Managern aufwerfen. Kummerkästen oder Ähnliches, um Fragen an den Geschäftsführer zu stellen, bieten eine weitere Möglichkeit, das Problem öffentlich zu machen.

⊚ *Bringen Sie Fallbeispiele.* Recherchieren Sie Beispiele von anderen Unternehmen, die Probleme der Gruppenbildung behandelt haben. Suchen Sie nach Vorgehensweisen, die Gruppen helfen, Grenzen zu überschreiten, um dem Unternehmensziel Vorrang vor den Abteilungskonflikten zu geben. Es gibt wahrlich eine Reihe von Quellen für Mediation und Konfliktlösungen, viele Präzedenzfälle, einige professionelle Einrichtungen und Serviceanbieter, die auf die Lösung solcher Konflikte spezialisiert sind. Indem Sie die Gruppe an den Rechercheergebnissen teilhaben lassen, gehen Sie über die Themenerkennung hinaus und geben Hoffnung, dass das Problem einer Lösung zugänglich ist.

⊚ *Teilnehmen.* Wenn das Management irgendetwas dafür tut, um das Thema zu erkennen oder anzusprechen, nehmen Sie daran teil. Der Prozess mag mit ein paar Versuchsballons beginnen um festzustellen, ob das Thema jemanden interessiert. Jeder Beitrag, den Sie leisten können, um den Impuls zum Handeln zu erhöhen, bringt Sie ein Stück näher an eine konstruktive Gemeinschaft am Arbeitsplatz.

Siehe Tabelle 12, die einen Aktionsplan zur Umsetzung der in diesem Abschnitt beschriebenen Ziele zeigt.

Gemeinschaftsziel: Bessere Kommunikation

Die folgenden Strategien sind Möglichkeiten zur Schaffung von besserer Kommunikation.

Öffnen Sie sich

Erweitern Sie Ihren Kreis. Stecken Sie nicht nur mit Ihrer kleinen Gruppe, Ihrem Team oder Unternehmenssegment zusammen. Sogar im Zeitalter von E-Mails, Mobiltelefonen und globaler Kommunikation ist es nur allzu leicht, sich mit einem Kommunikations-

Tabelle 12. Aktionsplan zur Umsetzung

Bereich des Arbeitslebens: Gemeinschaft
Problem: Gruppenbildung

Problem definieren	Ziele setzen	Handeln	Zeitrahmen	Fortschritt verfolgen
1. Konfliktlösung	Gemeinsamkeiten finden	⊙ Analysieren Sie die Arbeitsabläufe ⊙ Bringen Sie die Interessensvertreter an einen Tisch ⊙ Finden Sie alternative Arbeitsabläufe	⊙ 3 Wochen ⊙ 1 Monat ⊙ 2 Monate	⊙ .... ⊙ .... ⊙ ....
2. Konfliktlösung	Höflichkeit steigern	⊙ Reagieren Sie entschieden auf Unhöflichkeit ⊙ Fördern Sie Höflichkeits-Trainings ⊙ Nehmen Sie an einem Höflichkeits-Training teil.	⊙ 3 Monate ⊙ 3 Monate ⊙ 3 Monate	⊙ .... ⊙ .... ⊙ ....
3. Konfliktlösung	Mediation einsetzen	⊙ Finden Sie die Themen ⊙ Teilen Sie die Erfahrungen aus erfolgreicher Mediation mit anderen ⊙ Nehmen Sie an einer Mediation teil	⊙ 3 Monate ⊙ 1 Jahr ⊙ 1 Jahr	⊙ .... ⊙ .... ⊙ ....

muster mit einer begrenzten Anzahl von Kontakten zu begnügen. Sie werden höchstwahrscheinlich mit Menschen in Ihrer Nähe kommunizieren, die Sie auf Ihren täglichen Wegen durch das Büro treffen. Das sind wahrscheinlich die Leute in Ihrer Abteilung oder Untereinheit, besonders die, mit denen Sie eine festgelegte Arbeitsbeziehung haben, wie Steuerung oder Koordination. Diese Kontakte sind nützlich und notwendig, aber sie genügen nicht. Sie lassen Sie nur mit einer begrenzten Anzahl von Kontakten zurück, die eher geographisch bedingt als zielgerichtet sind.

Erstellen Sie stattdessen einen persönlichen Kommunikationsplan, der eine neue Liste von Menschen umfasst, mit denen Sie sprechen möchten, denen Sie schreiben oder die Sie anrufen wollen. Das kann Ihnen helfen, über das Muster der Interaktionen hinauszugelangen, die Ihr tägliches Arbeitsleben ausmachen. Der Plan ist umso wichtiger für soziale Umgebungen, die durch Gruppenbildung gekennzeichnet sind, als er einen der wenigen Ansatzpunkte bietet, der Sie zu Kommunikation jenseits Ihrer unmittelbaren Gruppe anregt.

Hören Sie auf Mitteilungen

Sie mögen nicht die einzige Person mit einem konstruktiven Kommunikationsplan sein. Es mag auch andere Personen, Gruppen oder Abteilungen geben, die aktiv danach streben, Grenzen durch ein gemeinsames Kommunikationsvorhaben zu überschreiten. Am Arbeitsplatz von heute ist es verlockend, E-Mails, Newsletter und Ankündigungen schon nach einem kurzen Blick wegzuwerfen. Sie können E-Mail-Filter einstellen, die verhindern, dass Nachrichten von speziellen Gruppen oder Personen jemals in Ihren Nachrichteneingang gelangen. Das ist eine wesentliche Funktion, um Spam zu kontrollieren, die aber auch etwas übertrieben werden kann, wenn Nachrichten von anderen Teilen des Unternehmens gefiltert werden.

Sie können nicht jeden Tag jeder Nachricht Beachtung schenken, selbst wenn Sie keine Arbeit zu verrichten hätten. Das ist keine gangbare Strategie. Aber Sie können die Liste der Nachrichten von verschiedenen Stellen im Unternehmen noch einmal überprüfen, um jene herauszufinden, die konstruktive Informationen liefern, die Ihnen dabei helfen, sich das Gesamtziel des Unternehmens über Ihren unmittelbaren Arbeitskontext hinaus bewusst zu machen. In Ihrem dicht gedrängten Arbeitsablauf könnte es notwendig sein, regelmäßig Zeit einzuplanen, um Nachrichten von verlässlichen Quellen mit nützlichen Neuigkeiten behandeln zu

können und eine größere Nachrichtenmenge zu überfliegen, um
neue Quellen zu finden, die Ihrer Aufmerksamkeit wert sind.

Stellen Sie Fragen

Sie können Ihre Strategie beschleunigen, indem Sie neben der Aufmerksamkeit für nützliche Nachrichten jene Ereignisse und Mitteilungen in Frage stellen, die die Gruppenbildung im Unternehmen
verstärken. In einer feindlich gespaltenen Umgebung mag eine
direkte Konfrontation nur dazu führen, dass die Entzweiung bestehen bleibt. Eine vorsichtigere Herangehensweise ist im Allgemeinen klüger.

Stellen Sie Fragen. Keine herausfordernden Fragen. Ein nütz-
licher Ansatz ist, von der Annahme auszugehen, dass das Unternehmen Abteilungen und Personen umfasst, die verpflichtet sind,
miteinander zu arbeiten. Aussagen, Haltungen und Ereignisse,
die eine Gruppenbildung vermitteln, sind in diesem Kontext verwirrend und werfen Fragen auf. Ein paar nicht herausfordernde
Fragen alleine werden diese Entzweiung nicht lösen, aber stellen
zumindest die Annahme in Frage, dass das die einzige gültige Perspektive im Unternehmen ist.

Siehe Tabelle 13, die einen Aktionsplan zur Umsetzung der in
diesem Abschnitt beschriebenen Ziele zeigt.

Gemeinschaftsziel: Einigkeit

Die Lösung für den hinderlichen Zustand persönlicher Entfremdung ist, sich mit einer großen Gruppe verbunden, integriert und
in dieser akzeptiert zu fühlen, Teil einer Gemeinschaft zu werden.

Der einzige Weg, diese Einigkeit zu erreichen, ist, sich ihr buchstäblich anzuschließen und sich für Kollegen zu interessieren. Der
beste Weg dazu ist, aus sich herauszugehen, Einfühlungsvermögen
zu zeigen, sich selbst zurückzunehmen und einander zu helfen.

Unter Mitarbeitern gegenseitige Unterstützung aufzubauen ist
ein grundlegender Schritt, um einen Sinn für Gemeinschaft zu
schaffen. Unterstützung auszudrücken heißt, Erfolge zu feiern und
Mitgefühl bei Frustrationen zu zeigen. Gegenseitige Unterstützung
vermittelt eine willkommen heißende Haltung. Hier ein paar Strategien zur Erreichung dieses Ziels:

Tabelle 13. Aktionsplan zur Umsetzung

Bereich des Arbeitslebens: Gemeinschaft
Problem: Schlechte Kommunikation

Problem definieren	Ziele setzen	Handeln	Zeitrahmen	Fortschritt verfolgen
1. Bessere Kommunikation	Öffnen Sie sich	⊙ Erweitern Sie Ihre informellen Kontakte	⊙ 3 Wochen	⊙ ....
		⊙ Erstellen Sie einen Kommunikationsplan	⊙ 2 Wochen	⊙ ....
		⊙ Knüpfen Sie dauerhafte Kontakte	⊙ 1 Jahr	⊙ ....
2. Bessere Kommunikation	Auf Mitteilungen hören	⊙ Evaluieren Sie die Kommunikation im Unternehmen	⊙ 3 Monate	⊙ ....
		⊙ Filtern Sie sinnvolle Informationsquellen heraus	⊙ 1 Jahr	⊙ ....
		⊙ Bauen Sie einen Dialog auf	⊙ 1 Jahr	⊙ ....
3. Bessere Kommunikation	Fragen stellen	⊙ Beteiligen Sie sich an der Kommunikation im Unternehmen	⊙ 3 Monate	⊙ ....
		⊙ Sorgen Sie für einen aktiven Dialog	⊙ 1 Jahr	⊙ ....

Schaffen Sie Gemeinschaftssinn

Wie schon beim Ziel der Kommunikation können Sie als Einzelperson zu einer positiven Gemeinschaftskultur beitragen. Indem
Sie positive Handlungen setzen, liefern Sie einen kleinen Beitrag
zum Gemeinschaftssinn des Unternehmens. Einige Ihrer Kollegen
in einer feindlichen oder gespaltenen Arbeitsumgebung mögen
vielleicht recht vernünftige Leute sein, wenn Sie sie allein antref-
fen. Nur innerhalb der getrennten Arbeitsumgebung fallen sie in
ein unkommunikatives, defensives Verhaltensmuster zurück. Mit
ein wenig Ansporn würden sich zumindest ein paar von ihnen
sicher freuen, auf konstruktive und positive Art interagieren zu
können. Neben dem Verbessern Ihrer Chancen auf positive Wechselbeziehungen haben Sie die Befriedigung zu wissen, dass Sie Ihr
Bestes getan haben, um eine Gemeinschaft zu bilden. Die folgende
Liste schlägt ein paar Möglichkeiten vor, wie man zu einer Arbeitsumgebung anregt, in der die Leute einander helfen:

⊚ *Unterstützung anbieten.* Sie können anderen Mitarbeitern Unterstützung anbieten. Sie können ihre Erfolge anerkennen und
Mitgefühl mit ihren Frustrationen zeigen. Diese Strategie erfordert,
dass Sie sich darüber erkundigen, was andere tun.

⊚ *Um Unterstützung bitten.* In einer kalten oder feindlichen Arbeitsumgebung denken Menschen vielleicht, dass es unangebracht
sei, unterstützend zu sein. Wenn Sie dieser Strategie erst einmal
Tür und Tor öffnen, indem Sie nach Verständnis, Gesellschaft, Hilfe
oder Anerkennung fragen, könnte sie ein regelmäßiger Bestandteil Ihrer Beziehung werden.

⊚ *Neue Mitarbeiter willkommen heißen.* Die Kultur einer kalten
Gemeinschaft, die niemanden unterstützt, kann sich schnell auf
neue Mitglieder übertragen. Durch gelegentliche Äußerungen von
Feindseligkeiten oder Desinteresse kann eine Arbeitsumgebung
neuen Mitgliedern das Gefühl verleihen, dass sie nicht willkommen sind. Das kann bereits von Anfang an eine zynische Haltung
fördern. Sie können diese Feindseligkeiten ein wenig verringern,
wenn Sie neuen Mitgliedern eine offene, aus sich herausgehende
und positive Haltung entgegenbringen.

Selbst wenn Sie in einer feindlichen Umgebung arbeiten, gibt
es Möglichkeiten, positive Beziehungen aufzubauen, die die Bau-
steine einer Gemeinschaft sind. Sie und die Leute, mit denen Sie
zusammenarbeiten, suchen bei ihrer Arbeit nach Gesellschaft. Die
Arbeit alleine macht es noch nicht aus. Einen Sinn für Gemeinschaft zu schaffen bringt allen etwas.

Richten Sie eine Selbsthilfegruppe ein

Sie können einen Schritt weiter gehen und Teamgeist entwickeln, indem Sie ein Team aufstellen, das sich gegenseitig unterstützt. Das ideale Team überschreitet die Grenzen des Unternehmens, um möglichen Problemen der Gruppenbildung entgegenzuwirken. Das könnte ein Fitnessprogramm am Arbeitsplatz oder irgendeine andere regelmäßige Tätigkeit außerhalb des normalen Arbeitsflusses sein. Die Strategie ist, eine Insel der Unterstützung im trüben Ozean der Teilnahmslosigkeit zu schaffen. Indem Sie zusammen mit einer Gruppe von gleich gesinnten Kollegen die zuvor beschriebenen Punkte anwenden, können Sie einen positiven Trend in der Unternehmenskultur schaffen.

Eine Selbsthilfegruppe kann sich anfangs ausschließlich auf ihre eigenen Mitglieder konzentrieren. Wenn sie im Laufe der Zeit erfolgreich deren Bedürfnisse erfüllt, kann sie sich später anderen öffnen und neue Mitglieder einladen, sich anzuschließen oder zu helfen, ähnliche Teams zu bilden.

Organisieren Sie ein Gemeinschaftsdienstprojekt

In vielen Firmen und Unternehmen gibt es jährlich oder quartalsmäßig einen Arbeitstag im Dienste der Öffentlichkeit, wo jeder in der Firma hinausgeht und zum Beispiel bei den Grabungsarbeiten für das neue Bewässerungsprojekt der Stadt mithilft oder die Wände des örtlichen Rehabilitationszentrums streicht. Wenn Ihre Gemeinschaft das noch nicht tut, so gibt es viele lokale and nationale Einrichtungen, die Ihnen helfen können, damit zu beginnen.

Siehe Tabelle 14, die einen Aktionsplan zur Umsetzung der in diesem Abschnitt beschriebenen Ziele zeigt.

Allgemeine Richtlinien

Die folgenden Punkte sind nützlich für Ihre Überlegungen, Gemeinschaften zu bilden. Ihr Plan wird besser funktionieren, wenn Sie potentiellen Widerstand gegen Ihre Initiativen einkalkulieren, indem Sie Verbündete im Unternehmen suchen und sorgfältig die möglichen Risiken bedenken. Obwohl das Projekt einige beträchtliche Herausforderungen mit sich bringt, ist der mögliche Beitrag für ein Gemeinschaftsbewusstsein bei der Arbeit die Mühe und das Risiko wert.

Tabelle 14. Aktionsplan zur Umsetzung

Bereich des Arbeitslebens: Gemeinschaft
Problem: Entfremdung

Problem definieren	Ziele setzen	Handeln	Zeitrahmen	Fortschritt verfolgen
1. Einigkeit	Schaffung von Gemeinschaftssinn	⊙ Finden Sie Möglichkeiten ⊙ Sorgen Sie für positiven Einfluss ⊙ Heißen Sie neue Mitarbeiter willkommen	⊙ 3 Wochen ⊙ 2 Wochen ⊙ 1 Jahr	⊙ .... ⊙ .... ⊙ ....
2. Einigkeit	Einrichtung einer Selbsthilfegruppe	⊙ Bewerten Sie potentielle Verbündete ⊙ Finden Sie gemeinsame Interessen ⊙ Werben Sie neue Mitglieder	⊙ 3 Monate ⊙ 1 Jahr ⊙ 1 Jahr	⊙ .... ⊙ .... ⊙ ....
3. Einigkeit	Organisation eines Gemeinschafts- dienstprojektes	⊙ Finden Sie ein potentielles Vorhaben ⊙ Finden Sie potentielle Verbündete ⊙ Starten Sie das Projekt	⊙ 3 Monate ⊙ 1 Jahr ⊙ 1 Jahr	⊙ .... ⊙ ....

Rechnen Sie mit Widerstand bei der Veränderung

Die Bildung von Gemeinschaften bringt spezielle Herausforderungen betreffend den Widerstand gegen Veränderungen mit sich, bei denen die Ziele Ihrer Bemühungen die Einstellungen und das Verhalten jener Menschen sind, die vielleicht Widerstand leisten. Sie können sie nicht wirklich zwingen, über Nacht einfühlend, durchschaubar, optimistisch, glücklich und hilfsbereit zu werden. Wie die folgende Liste zeigt, ist der Mangel an Gemeinschaft eine ernstzunehmende Lücke, die auf vielerlei Art die Fähigkeit eines Unternehmens, selbst aus den Problemen herauszukommen, untergräbt.

⊚ Ein beim Reparieren einer nicht funktionsfähigen Gemeinschaft automatisch auftretendes Problem ist, dass das letzte Mittel, mit dem Sie versuchen können, die Zusammengehörigkeit zu verbessern, das gleiche Unternehmen ist, das derzeit nicht funktioniert. Ein Eingreifen durch externe Experten könnte also notwendig sein, um diese Herausforderung zu bewältigen.

⊚ Gegenseitige Unterstützung in einer feindlichen Arbeitsumgebung zu schaffen ist eine ernsthafte Herausforderung. Die Menschen versteifen sich bei chronischen Konflikten völlig auf ihre Haltung. Kälte und Feindseligkeit fördern Zynismus auf Gruppenebene, was jeden davon abhält, positiv an eine Sache heranzugehen. Optimistische Ansichten in eine zynische Gruppe einzubringen ist ein mühsamer Kampf.

⊚ Kommunikationsstrategien sind schwer umzusetzen. Ein ernsthaftes Hindernis ist die Bequemlichkeit von Kommunikation. Die meisten Leute im Arbeitsleben werden mit Nachrichten überschwemmt; der Großteil davon ist für den Sender wichtiger als für den Empfänger. Menschen riskieren oft lieber, eine wichtige Nachricht nicht zu lesen, anstatt sich durch Hunderte unnütze Nachrichten durcharbeiten zu müssen.

Suchen Sie sich Verbündete

Wenn es um Gemeinschaft geht, haben viele Menschen die Möglichkeit, Ihnen zu helfen. Gemeinschaften zu bilden ist etwas, das Sie sicher nicht alleine machen können. Das Projekt gewinnt an Tiefe und Kraft, wenn Sie die Perspektiven und Fähigkeiten der anderen im Unternehmen berücksichtigen. Die Erfahrung, bei diesen Initiativen zusammenzuarbeiten, ist ein weiterer Schritt in Richtung Gemeinschaftssinn.

Wie die folgende Auflistung zeigt, gibt es mögliche Verbündete für Ihre Bemühungen im Unternehmen.

⊚ Neue Mitarbeiter des Unternehmens kommen unbelastet von den Konflikten, die das Team derzeit durchmacht. Sie kommen vielleicht von Firmen, die einen konstruktiveren, positiveren Zugang zu Gemeinschaft haben. Sie sind sowohl Verbündete als auch mögliche Quellen für Wissen und Erfahrung.

⊚ Unterstützende Mitarbeiter in den Bereichen Personal, Planung oder Aus- und Weiterbildung können Quellen für Wissen und moralische Unterstützung für die Bemühungen sein, die Kommunikation zu verbessern. Sie könnten wissen, wer Erfahrung als Mediator oder Trainer von externen Sitzungen hat.

⊚ Die Geschäftsleitung mag sich der chronischen Probleme in den Abläufen des Unternehmens bewusst sein. Sie wird wahrscheinlich jegliche Bemühung schätzen, die wirksamen Aktivitäten Priorität gegenüber der Aufrechterhaltung des alten Zwists einräumt. Diese Unterstützung kann für den Zugang zu Mitteln wichtig sein und für Bemühungen, Gemeinschaftssinn zu einer Priorität im Unternehmen zu machen.

Bewerten Sie Ihre Risiken

Bei der Bildung von Gemeinschaften gibt es relativ wenige Schwierigkeiten. Alte Freunde nehmen Ihnen Ihre Versuche, ein Zugehörigkeitsgefühl zu schaffen, vielleicht übel. Gescheiterte Versuche, eine Bindung zu schaffen, können abschreckend und gesellschaftlich peinlich sein. In den meisten Situationen sind diese Risiken relativ klein, verglichen mit kontinuierlicher Isolation oder Konflikten. Die folgende Liste zeigt einige der möglichen Risiken auf:

⊚ Mitarbeiter, die seit langer Zeit in einem feindlichen Unternehmen tätig sind, könnten in einer Position der Feindseligkeit und des Zynismus eingeschlossen sein, die sie emotional auslaugt.

⊚ Kollegen könnten bezüglich Ihrer Versuche, einen positiven Teamgeist zu schaffen, misstrauisch sein. Ihre Versuche, eine optimistische Haltung bei neuen Mitarbeitern zu fördern, könnte sie dazu veranlassen, ihre Bemühungen, neue Mitarbeiter für ihre nicht funktionierende Kultur zu gewinnen, zu verdoppeln.

⊚ Ihre Versuche, einen Mediationsprozess zu fördern, könnten nach hinten losgehen, insofern als die Parteien vielleicht noch stärker in ihren chronischen Konflikten verwurzelt werden.

Schritt Vier: Fortschritt verfolgen

Verwenden Sie das Formular über den Aktionsfortschritt, um die Entwicklungen der Initiativen zu verfolgen. Ein detailliert ausgearbeiteter persönlicher Kommunikationsplan hätte den Vorteil, die Festlegung von Zielen, Botschaften, Antworten und eines Zeitrahmens zu ermöglichen.

Überprüfen Sie die Gemeinschaftspunkte regelmäßig um festzustellen, ob Sie Anzeichen für einen Fortschritt in Richtung Schaffung einer unterstützenderen Arbeitsgemeinschaft feststellen können.

Eine anschauliche Geschichte

Kate, die Vizepräsidentin des Pflegediensts, war im Forrest Gate Hospital mit einer ernsthaften Gemeinschaftskrise konfrontiert. Eine kürzlich eingebrachte Arbeitsklage der Pflegegewerkschaft des Krankenhauses veranlasste die Regierung des Bundesstaates, das „Zurück an die Arbeit"-Gesetz zu verabschieden und eine Gehaltsregelung einzuführen, die sogar noch schlechter war als das letzte Angebot des Managements an die Gewerkschaft, bevor sie in den Streik trat. Größere Gehaltserhöhungen gingen an andere Gewerkschafts- und Nicht-Gewerkschaftsmitglieder, die nicht von dieser Gesetzgebung betroffen waren. Die Folge war, dass die Krankenschwestern, die argumentierten, dass sie die Beschäftigten mit der unangemessensten Entlohnung im Krankenhaus wären, die schlechteste Gehaltsregelung bekamen. Die Krankenschwestern waren verärgert, anderen Bereichen des Krankenhauses gegenüber aufgebracht und fühlten sich entfremdet.

Kate übernahm die Leitung des Pflegedienstes, weil sie glaubte, dass die Krankenschwestern in der Machtdynamik des Krankenhauses ausgegrenzt würden. Es gab anhaltenden Unmut zwischen Krankenschwestern und Ärzten. Es gab eine beinahe undurchlässige Wand zwischen dem Pflegepersonal und dem Management, durch die wenig Kommunikation drang. Innerhalb des Pflegedienstes gab es weitere Unterteilungen. So gab es wenig Kontakt zwischen OP-Schwestern, Krankenschwestern in der Kinderstation, in der Abteilung für Inneres oder in der Notaufnahme. Sie blieben grundsätzlich in ihren eigenen Gruppen. Kate erkannte Gruppenbildung schon vor den jüngsten Ereignissen als eine große Herausforderung. Jetzt hatte sie die Ausmaße einer Krise angenommen.

Befolgen der vier Schritte

Hier sehen Sie, wie Kate die vier Schritte durchgearbeitet hat.

Schritt Eins: Problem definieren: Gruppenbildung

Es gab viele Dimensionen der aktuellen Krise, doch Gruppenbildung war ein Hauptelement.

Angaben im Test „Mein Verhältnis zur Arbeit". Kate hatte große Ungleichgewichte bei G8, G9 und G10, was eine tiefe Spaltung zwischen dem Pflegepersonal und den restlichen Beschäftigten des Krankenhauses widerspiegelte.

Schritt Zwei: Ziele setzen: Konfliktlösung

Kates Hauptziel war, den Konflikt zwischen der Pflegestation und dem restlichen Unternehmen zu lösen. Die Gesetzgebung sah dafür einen Zeitrahmen von sechs Monaten vor. Wenn sich die beiden Parteien bis zu diesem Zeitpunkt nicht geeinigt hätten, würde der Fall vor ein Schiedsgericht kommen. Kate war besorgt, dass die Regelung der Angelegenheit durch einen externen Schlichter die derzeitige Gruppenbildung fortbestehen lassen würde. Es war höchst wünschenswert für die beiden Parteien, das Problem untereinander zu lösen.

Schritt Drei: Handeln: Mediation

Durch überzeugende Argumente für die Sache und all die Kraft, die Kate für die Sache aufbringen konnte, überzeugte sie das Direktorium des Krankenhauses und den Gewerkschaftsvorstand, eine Mediationsinitiative in Anspruch zu nehmen. Die beiden Parteien ernannten einen außenstehenden professionellen Mediator mit umfassender Erfahrung in Arbeitsfragen und einem langen Erfolgsregister betreffend Konfliktlösungen. Die Sitzungen wurden lange vor Ablauf der sechsmonatigen Frist begonnen und setzten sich in sechs intensiven Sitzungen fort. Während des gesamten Verhandlungsprozesses – bei dem es voll und ganz zur Sache ging – kam Kate auf das Thema zurück, dass beide Gruppen stärker wären, wenn sie sich untereinander einigen könnten, als wenn sie eine durch eine Schiedskommission oder die Gesetzgebung vorgegebene Lösung annehmen müssten.

Einen Monat vor Ablauf der Frist unterzeichneten die beiden Parteien eine Einigung.

Schritt Vier: Fortschritt verfolgen

Gruppenbildung blieb eine Herausforderung im Forrest Gate Hospital, doch der Zusammenhalt der Gemeinschaft verbesserte sich allmählich. Kate glaubte, dass der Verhandlungsprozess viel von dem, was durch das „Zurück an die Arbeit"-Gesetz verloren gegangen war, wieder wettgemacht hatte. Die Erfahrung, diese wesentliche Angelegenheit gelöst zu haben, lieferte eine Grundlage für vernetzte Projekte und andere Initiativen in Richtung eines ganzheitlicheren Arbeitsumfeldes, in dem alle einander helfen.

Kapitel 8

Fairnessprobleme lösen

Fairness und Respekt schaffen einen Arbeitsplatz, wo man sich der Menschlichkeit und Gerechtigkeit des Unternehmens sicher sein kann. Er fühlt sich wie ein sicherer Ort an, um sich niederzulassen, zu entspannen und von der „Tugend der Umgebung" aufgenommen zu werden. Unfaire Behandlung und Geringschätzung drängen einen an den Rand und noch darüber hinaus. Geringschätzung schließt einen von den Abläufen aus. Ungerechtigkeit fördert Zynismus und untergräbt das Verhältnis der Beschäftigten zu ihrer Arbeit. Es kann verheerend sein, Zeuge von Ungerechtigkeit in der Firma oder selbst Opfer dieser zu sein, Diskriminierung zu erleben, aufgrund von Günstlingswirtschaft benachteiligt zu sein oder zu erleben, wie Ihre Talente in einer für Ihr berufliches Leben wichtigen Entscheidung übersehen werden, weil jemand etwas an Ihnen persönlich nicht mag.

Ungerechtigkeit kann ganz oben beginnen und die ganze Unternehmenskultur durchdringen, oder sie kann trotz der Werte der Allgemeinheit, Firmenrichtlinien und gesetzlichen Bestimmungen fortdauern. Einige Fälle unfairer Behandlung geschehen zweifellos, weil einzelne Personen Maßnahmen ergreifen, die deren Eigeninteresse über ihre Verpflichtung zu fairer Behandlung stellen. In anderen Situationen erkennen Einzelpersonen, die dachten, dass sie sehr genau auf faire Behandlung achteten, dass ihre Handlungen als Voreingenommenheit und Selbstinteresse widerspiegelnd wahrgenommen werden. Wenn die Abläufe nicht erkennbar sind, ist es für Einzelpersonen schwierig zu ermitteln, ob sie fair behandelt werden.

Zu unseren Bedenken am Arbeitsplatz zählt auch, wie wir persönlich behandelt werden sowie unsere Wahrnehmung von Fairness und Respekt, die anderen zuteil wird. Wenn in einem Unternehmen Fairness ein Problem darstellt, dann ist die Fähigkeit dieses Unternehmens, als kohärentes Ganzes zu agieren, gefährdet, und die Qualität des Arbeitslebens der Mitarbeiter wird vermindert. Der resultierende Zynismus verschlimmert das Erleben von Burnout unter den Mitarbeitern.

Schritt Eins: Problem definieren

Probleme mit *Fairness* betreffen das allgemeine Verhalten, das Menschen einander entgegenbringen, sowie das Ergebnis von Schlüsselentscheidungen am Arbeitsplatz.

Fairnessproblem: Geringschätzung

Ein Mangel an Respekt bei der Arbeit steht in direktem Konflikt zum Wert fairer Behandlung. Interaktionen, die Menschen erniedrigen oder in Verlegenheit bringen, beeinträchtigen deren Selbstwertgefühl. Die negative Auswirkung kann in dem Individuum oder in der Gemeinschaft für längere Zeit nachhallen. Zum Beispiel: Personen sind vielleicht in ihren Beziehungen mit Ihnen schroff und unfreundlich oder reagieren unsensibel auf die Wirkung der Witze, die sie erzählen. Sie fühlen sich vielleicht von bestimmten Veranstaltungen ausgeschlossen (zum Beispiel das Pokerspiel im Büro oder informelle, gesellige Treffen nach der Arbeit). In Gesprächen werden Sie unterbrochen oder ignoriert, oder die Mitarbeiter sind einfach unhöflich und bemühen sich nicht, irgendjemandem außer den Autoritätspersonen Respekt zu erweisen. Wenngleich einige Fälle von Geringschätzung beabsichtigt sind, so reflektieren andere einen Mangel an Aufmerksamkeit, schlechte Umgangsformen oder Ignoranz seitens der kränkenden Person. Eine starke Unternehmenskultur ist bestrebt, das Auftreten und die Strenge beider Fälle zu vermindern.

Angaben im Test „Mein Verhältnis zur Arbeit". Ein Mangel an Respekt wird durch ein Ungleichgewicht bei F8, F9 und F10 vermerkt.

Fairnessproblem: Diskriminierung

Diskriminierung umfasst voreingenommene Handlungen gegenüber Personen, basierend auf deren charakteristischen Merkmalen (wie zum Beispiel Rasse, Volkszugehörigkeit, Geschlecht, sexuelle Orientierung, Behinderung oder Alter) und nicht aufgrund ihrer tatsächlichen Qualifikationen. Diese Vorurteile untergraben die Effektivität des Unternehmens, indem Leistung nach zerstörerischen persönlichen Ansichten zweitrangig wird. Sie entziehen der Gemeinschaft am Arbeitsplatz durch Verleugnen des Werts und der Integrität einiger ihrer Mitglieder ihre Bestimmung. Diskriminierung umfasst auch verschiedene Formen von Schikanen, die den Arbeitsplatz zu einem sehr feindseligen und einschüchternden Ort machen. In so einer Situation werden vielleicht Sie oder Ihr Kollege für eine naheliegende Beförderung, eine besondere Vergünstigung oder Gelegenheit zugunsten einer Person mit geringerer Qualifikation oder Erfahrung übergangen. Einige Personen erzählen Witze, durch die sich andere unbehaglich fühlen oder verlegen werden oder verwenden in ihren Unterhaltungen erniedrigende Beleidigungen oder Verleumdungen. Arbeitskollegen setzen vielleicht ihren Willen mit Mobbing durch.

Angaben im Test „Mein Verhältnis zur Arbeit". Diskriminierung wird bei F1, F2 und F3 als Ungleichgewicht gezeigt.

Fairnessproblem: Vetternwirtschaft

Günstlingswirtschaft bringt eine unkritische Neigung ein, bestimmte Einzelpersonen zu bevorzugen, und kann auf Vetternwirtschaft (Bevorzugung eines Familienmitglieds), langer Freundschaft oder einfach nur auf einer persönlichen Laune basieren. Wenn es Günstlingswirtschaft gibt oder diese toleriert wird, dann werden einige Personen versuchen, sich „an die Spielregeln zu halten", um den Begünstigungsstatus zu erlangen (anstatt aufgrund von Leistung anerkannt zu werden). Zum Beispiel: Sie haben vielleicht Kollegen, die sich auf Arschkriecherei oder Einschleimen einlassen, um die Aufmerksamkeit des Chefs zu erlangen. Andere treiben vielleicht Schindluder mit der Wahrheit um voranzukommen (sie schmücken vielleicht ihren Lebenslauf aus, fordern einen Verdienst, der ihnen nicht zuzuschreiben ist, oder sie schieben die Schuld an ihren eigenen Fehlern anderen zu). Die betriebsbedingte Problematik für das Unternehmen ist dabei, dass Personen in verantwortungsvollen Positionen die Posten oder Ressourcen ohne Rücksicht auf betriebliche Überlegungen zuteilen. Die emotionale Auswirkung von Günstlingswirtschaft ist für den größeren, nicht begünstigten Teil der Mitarbeiter befremdend.

Angaben im Test „Mein Verhältnis zur Arbeit". Vetternwirtschaft wird bei F4, F5, F6 und F7 als Ungleichgewicht gezeigt.

Schritt Zwei: Ziele setzen

Was Fairness betrifft, so sind wir alle dafür verantwortlich sicherzustellen, dass nicht nur wir selbst, sondern auch andere fair behandelt werden.

Fairnessziel für Geringschätzung: Respekt fördern

Die Zielsetzung für das Problem der Geringschätzung geht darüber
hinaus, auf Vorkommnisse von Gedankenlosigkeit oder Unhöflichkeit zu reagieren, hin zu einer Kultur, in der Höflichkeit und
Respekt aktiv gefördert werden. Es geht nicht nur darum, schlechte
Interaktionen zu vermeiden, sondern eine angenehme und erfüllende Umgebung zu fördern.

Für eine Einzelperson, die sich nicht unbedingt in einer Position
befindet, um Firmenpolitik zu machen oder durchzusetzen, ist es
wichtig, einseitige Maßnahmen basierend auf den verkündeten
Firmenstandards und allgemeiner Höflichkeit zu ergreifen.

Fairnessziel für Diskriminierung: Vielfalt schätzen

Das Ziel eines Unternehmens, dessen Mitarbeiter Diskriminierung
erlebt haben oder drohende Voreingenommenheit fürchten, muss
sein, darüber hinauszugehen, Vorfälle von Intoleranz zu behandeln und Toleranz zu fördern. Eine Firmenumgebung ist eine Gemeinschaft, in der sich Menschen zentrale Werte in ihrem Leben zu
Eigen machen, diese entwickeln und über sie nachdenken. Ein ver-
antwortungsbewusster Mitarbeiter übernimmt bei der Förderung
von vorbildhaftem, vorausblickendem Verhalten die Führung.

Und noch einmal, wenn irgendjemand von uns Diskriminierung
aufgrund von Rasse, Volkszugehörigkeit, Geschlecht oder sexueller
Orientierung erlebt oder beobachtet, dann liegt es an uns, etwas
dagegen zu unternehmen, denn es gibt sowohl im Unternehmen
als auch außerhalb Wege der Gerechtigkeit, die zu verfolgen sind.
Wir können das nicht einfach so hinnehmen.

Fairnessziel für Vetternwirtschaft: Fairness sicherstellen

Grundsätze und Vorgehensweisen, die eine gerechte Behandlung
fördern, hemmen Vetternwirtschaft. Es ist gewöhnlich sehr offensichtlich, wenn jemand gegen diesen Fairnessaspekt verstößt,
da jeder sehen kann, wer befördert wird oder wer die begehrens-
wertesten Posten, Büros oder Sonderaufgaben bekommt.

Aber ebenso wie bei Geringschätzung und Diskriminierung ist es nicht länger gesellschaftsfähig oder gar rechtmäßig, außerhalb der vorgeschriebenen Richtlinien, Vorschriften und Gesetze des Landes zu operieren. Wenn jemand von uns auspackt, kann sehr schnell Bewegung in die Sache kommen. Wir können die bestehenden Grundsätze und gesetzlichen Bestimmungen zu unserem Vorteil nutzen. Alles, was wir benötigen, ist Mut und Entschlusskraft.

Schritt Drei: Handeln

Fairness und Respekt sind Angelegenheiten, die unmittelbares Handeln verlangen. Ihre Erfahrung mit negativen oder feindseligen Interaktionen ist wahrscheinlich ein Zeichen für tief sitzende Probleme in der Unternehmenskultur. Es liegt im Verantwortungsbereich des Unternehmens, diese Probleme durch Maßnahmen anzusprechen, die sorgfältig überwacht werden. Aber es ist auch die Verantwortung der Mitarbeiter, auf eine Weise zu reagieren, die auf diesen Mangel an Fairness aufmerksam macht und ausdrückt, dass dies nicht zu akzeptieren ist.

Fairnessziel: Respekt fördern

Es gibt verschiedene Wege, Respekt zu fördern. Einige reagieren auf Problemsituationen, andere bauen positive langfristige Alternativen auf.

Fördern Sie Höflichkeit

Die Umgangsformen sind ein ausgezeichnetes Mittel, um Respekt zu fördern, Verhaltensweisen zu entwickeln und Kenntnisse zu lehren. Bücher über Etikette erleben ein Comeback. Junge Berufstätige, die in einem Umfeld des fernsehbegleiteten Essens und der Ungezwungenheit einer bestimmten Kleiderordnung (außer der ihnen von ihren jugendlichen Kollegen auferlegten) aufgewachsen sind, erkennen, dass sie nicht wissen, wie man in einem seriösen Geschäftsrahmen speist und sich kleidet. Sie erkennen vielleicht, dass sie eine Abordnung leitender Angestellte nicht als „ihr da" ansprechen sollten, aber sie haben keine Ahnung von akzeptableren Sprechweisen.

Eine Erörterung der strukturierten Eigenschaften der Geschäftsetikette könnte sich zu einer Berücksichtigung grundlegenderer Qualitäten, wie zum Beispiel des respektvollen Verhaltens gegenüber jedem, den man im Laufe seines Berufslebens trifft, entwickeln.

Wie zuvor erwähnt, ist Höflichkeit eine Basis für Gemeinschaftssinn bei der Arbeit. In einem Zeitalter, in dem mehr als nur ein paar Menschen in einem erschütternden Maße ichbezogen sind, könnte eine gemeinsame, gut durchdachte Anstrengung erforderlich sein, um sicherzustellen, dass die Mitarbeiter sich der Meinungen, Vorlieben und Standpunkte ihrer Arbeitskollegen bewusst werden und diese respektieren. Sie zu ermutigen, dieses neu gefundene Bewusstsein in Handlungen und Worte umzusetzen, die Respekt, Wärme und positive Achtung ausdrücken, bringt die Sache auf eine ganz andere Ebene.

Ein Trainingsprogramm gemäß dieser Linie muss nicht streng sein. Es kann anerkennen, dass die Teilnehmer sich bewusst sind, dass körperliche Gewalt kein passendes Verhalten am Arbeitsplatz darstellt, und direkt zu Handlungen und Worten übergehen, die eine positive, konstruktive Qualität für persönliche Beziehungen bei der Arbeit übermitteln.

Sprechen Sie Fälle von Respektlosigkeit an

Eine Unternehmenskultur des Respekts übermittelt einen kraftvollen Standpunkt, dass Akte der Unhöflichkeit, Unverschämtheit und Respektlosigkeit am Arbeitsplatz inakzeptabel sind. Es gibt eine Reihe von Reaktionen, die diese Botschaft übermitteln. Persönliche, informelle Reaktionen können bei unbeabsichtigten, taktlosen oder unbewussten Vorfällen, die wenig Feindseligkeit in sich bergen und nicht ein Muster kontinuierlicher Angriffe fortsetzen, wirksam sein. Besteht ein fortgesetztes Muster respektloser Vorkommnisse, so sind formellere Vorgehensweisen angebracht.

⊚ *Über den Vorfall sprechen.* Wenn Sie einen Vorfall von Respektlosigkeit erleben, ist die direkteste Antwort, darüber zu sprechen. Das Problem darzulegen kann eine Entschuldigung hervorrufen. Es kann sein, dass die beleidigende Partei einfach nur ignorant oder unsensibel ist oder nicht weiß, dass sie sich in einer Weise verhält, die als diskriminierend oder voreingenommen ausgelegt werden könnte. Somit könnte das Ereignis eine wertvolle Lernerfahrung sein. Es ist überraschend, wie viele Menschen die Wirkung bestimmter Worte, Verhaltensweisen oder Vermutungen nicht kennen. Gibt es jedoch irgendwelche Äußerungen von Feindseligkeit, einschließlich eines Andauerns der beleidigenden Handlungen, dann ist das vielleicht das Ende des Gesprächs. Diskussionen werden nicht helfen, und eine Erwiderung der Angriffe kann Ihr Streben nach einem offiziellen Vorgehen beeinträchtigen.

⊚ *An den Vorgesetzten wenden.* Die Meldung der Sache an den Vorgesetzten bringt die offiziellen Richtlinien des Unternehmens in die Debatte ein. Ihr Vorgesetzter kann Ihnen moralische Unterstützung für Ihre Gespräche mit dem Angreifer bieten oder für Sie die Führung in dem Gespräch übernehmen. Das kann für Sie wertvoll sein, wenn der Vorfall für Sie emotional verwirrend war.

⊚ *An das Team wenden.* Wenn Sie in einer Team-Arbeitsumgebung arbeiten, kann es wirksam sein, sich mit der Angelegenheit an das Team zu wenden. Dieser Ansatz wird attraktiver, wenn Sie sich der aktiven Unterstützung durch einige Ihrer Teamkollegen sicher sind. Die Antwort des Teams kann eine überzeugendere Aussage sein, dass Respektlosigkeit inakzeptabel ist: Es ist nicht nur ein Vorgesetzter, der die offizielle Linie der Geschäftsführung ausführt, sondern eine Auffassung, die von Arbeitskollegen im Unternehmen geteilt wird.

⊚ *Eine Beschwerde einbringen.* Ein durchgehendes Muster feindseliger Antworten auf die Versuche, das Problem zu besprechen, verlangt härtere Reaktionen. Sie sind vielleicht nicht davon überzeugt, dass Ihr Vorgesetzter oder Ihr Arbeitsteam Sie bei der Behandlung des Problems angemessen unterstützen wird. Dann können Sie die betrieblichen Vorgehensweisen nutzen, um eine Beschwerde einzubringen. Dieser Ansatz erfordert eine sorgfältige Vorbereitung Ihrer Beschwerde, indem Sie bestimmte Handlungen und Aussagen klarstellen und Zeit und Ort des Vorfalls sowie Zeugen vermerken. Es ist hilfreich, einen Freund zu konsultieren, der Ihnen bei der Vorbereitung der Beschwerde hilft und Sie während des Vorganges unterstützt.

Bringen Sie formelle Beschwerden ein

Kommt es zu dem Punkt, wo das beleidigende Verhalten beträchtlich feindseliger und bedrohlicher wird, dann hat sich die Angelegenheit zu einem Mobbing- und Belästigungsproblem entwickelt. Im nächsten Abschnitt beschreiben wir, was Sie tun können, um das Unternehmen dazu zu bringen, diesbezüglich ernstere Maßnahmen zu ergreifen. Ist das Unternehmen außerstande oder nicht bereit, Vorfälle von Diskriminierung zu behandeln, so ist der nächste Schritt, die Beschwerde bei externen Stellen oder Regierungsbehörden einzubringen oder einen Prozess anzustrengen.

Siehe Tabelle 15, die einen Aktionsplan zur Umsetzung der in diesem Abschnitt beschriebenen Ziele zeigt.

Tabelle 15. *Aktionsplan zur Umsetzung*

Bereich des Arbeitslebens: Fairness
Problem: Geringschätzung

Problem definieren	Ziele setzen	Handeln	Zeitrahmen	Fortschritt verfolgen
1. Respekt fördern	Höflichkeit fördern	⊚ Finden Sie Möglichkeiten ⊚ Finden Sie Trainingsprogramme ⊚ Nehmen Sie an Trainingsprogrammen teil	⊚ 3 Wochen ⊚ 2 Wochen ⊚ 1 Jahr	⊚ .... ⊚ .... ⊚ ....
2. Respekt fördern	Respektlosigkeit ansprechen	⊚ Sprechen Sie über die Vorfälle ⊚ Binden Sie den Abteilungsleiter mit ein ⊚ Binden Sie das Team mit ein ⊚ Notieren Sie Beschwerden	⊚ 3 Monate ⊚ 1 Jahr ⊚ 1 Jahr ⊚ 1 Jahr	⊚ .... ⊚ .... ⊚ ....
3. Respekt fördern	Formelle Beschwerde einbringen	⊚ Erkennen Sie Beleidigungen ⊚ Erarbeiten Sie ein Verfahren zur Erfassung von Übergriffen ⊚ Starten Sie den Prozess	⊚ 3 Monate ⊚ 1 Jahr ⊚ 1 Jahr	⊚ .... ⊚ .... ⊚ ....

Fairnessziel: Vielfalt schätzen

Vielfalt zu schätzen ist sowohl eine aktive Förderung von Werten
am Arbeitsplatz als auch eine Form, um auf Problemsituationen
zu reagieren. Situationen sind oftmals komplex und emotional
belastet. Vorurteile sind oftmals emotional belastet. Manche Menschen sind vielleicht wütend, weil Sie sich beleidigt fühlen. Die
wirksame Bewältigung verschiedener Situationen erfordert oft eine
einwandfreie Beurteilung Ihrerseits, um die passende Antwort zu
finden.

Informieren Sie sich über kulturelle Vielfalt

Eine mobile Arbeitswelt, in der Menschen mit einem höchst unterschiedlichen Hintergrund zusammenarbeiten, ist eine gute Gelegenheit für uns alle, zu lernen und unseren Horizont zu erweitern.
Wenn Ihr Unternehmen oder Ihre Arbeitsplatzgemeinschaft ein
Problem im Umgang mit Vielfalt hat, kann es jedoch zu einer sehr
schwierigen und destruktiven Situation kommen, die von allen Aufmerksamkeit verlangt. Der erste Schritt ist oftmals einfach nur Auf-
klärungsarbeit: Wir müssen einander besser kennen lernen. Alle.
    Eine Initiative für kulturelles Bewusstsein und kulturelle Wert-
schätzung muss nicht von der Unternehmensführung kommen.
Das ist eine Initiative, die von Mitarbeitern überall im Unternehmen, die sich für dieses Thema einsetzen, gefördert werden kann.
Die Wertschätzung unterschiedlicher Kulturen ist etwas, das gewis-
sermaßen die Weisungskette übertrumpft.
    Es gibt viele attraktive Einstiegspunkte für das Thema des kul-
turellen Bewusstseins. Essen und Musik stehen auf der Liste der
ansprechbaren Themen ganz oben. Kulturelle Perspektiven für
die Geschäftsetikette könnten für einige Unternehmen ein interessanter Einstiegspunkt sein.

Nutzen Sie interne Vorgehensweisen

Viele Unternehmen haben bereits spezifische Vorgehensweisen
für die Einreichung von Beschwerden über Mobbing, Schikanen,
Missbrauch oder andere Formen von Diskriminierung oder Beläs-
tigung. Gewöhnlich ist der unmittelbare Vorgesetzte die am leich-
testen verfügbare Stelle zur Meldung eines Problems. Vielleicht
gibt es auch die eigens dafür vorgesehene Stelle eines Fairnessbe-
auftragten oder Ombudsmannes, die eine Möglichkeit darstellt,
außerhalb der normalen Meldestruktur tätig zu werden.

Offizielle Beschwerden einzureichen ist für jene von uns notwendig, die Ungerechtigkeit erleben oder beobachten. Es ist möglich, dass eine beleidigende Person die Antwort stiller Resignation als Tolerierung von Missbrauch und Mobbing in der Arbeitsumgebung interpretiert. Eine schnelle Antwort von einer für die Behandlung dieser Probleme zuständigen Stelle kann eine rechtzeitige und kraftvolle erzieherische Maßnahme darstellen.

Nutzen Sie externe Vorgehensweisen

Wenn betriebliche Vorgehensweisen unangemessen sind, gibt es Einrichtungen außerhalb des Unternehmens durch Gewerkschaften, Berufsgruppen, Menschenrechtsorganisationen sowie örtliche, regionale, Landes- und Bundesbüros für Bürgerrechte, die sich auf die Durchsetzung von Recht spezialisieren. Einzelpersonen auf vielen Ebenen haben Anspruch auf ein gerichtliches Vorgehen als Antwort auf Diskriminierung. Es gibt Organisationen und Gemeinschaftsgruppen, die über eine solche Vorgehensweise beraten oder Hilfe bei den Prozesskosten leisten können.

Die Einleitung gerichtlicher Schritte kann schwierig sein und Ihr Leben durcheinander bringen. Gerichtsverfahren laufen selten glatt ab und schreiten immer langsam voran. Doch es ist vielleicht ein notwendiger Schritt bei der Entwicklung der betrieblichen Verpflichtung, respektvolles Verhalten zu fördern. Anders gesagt, wenn die Firma nicht selbst damit fertig wird, dann wird sie bei einer öffentlicheren und offizielleren Untersuchung und einem möglichen Rechtsstreit Antwort leisten müssen.

Eine problematische Rechtssache kann in einer zwingenden Art und Weise die Vorteile effektiver interner Vorgehensweisen darlegen. Wenige Geschäftsführer oder Leiter der Personalabteilung hätten gerne die Aufgabe, Toleranz seitens des Unternehmens von gegenüber beleidigenden Interaktionen zwischen Mitarbeitern zu rechtfertigen.

Siehe Tabelle 16, die einen Aktionsplan zur Umsetzung der in diesem Abschnitt beschriebenen Ziele zeigt.

Fairnessziel: Fairness sicherstellen

Faire Behandlung sicherzustellen erfordert gute Vorgehensweisen und die Bereitschaft, diese zu nutzen, wenn Ihnen oder anderen eine faire Behandlung in wichtigen Entscheidungen verweigert wird.

Tabelle 16. Aktionsplan zur Umsetzung

Bereich des Arbeitslebens: Fairness
Problem: Diskriminierung

Problem definieren	Ziele setzen	Handeln	Zeitrahmen	Fortschritt verfolgen
1. Vielfalt schätzen	Informieren Sie sich über kulturelle Vielfalt	⊙ Finden Sie Programme ⊙ Fördern Sie die Beteiligung ⊙ Besprechen Sie die Bedeutung mit den Mitarbeitern	⊙ 3 Wochen ⊙ 2 Wochen ⊙ 1 Jahr	⊙ .... ⊙ .... ⊙ ....
2. Vielfalt schätzen	Nutzen Sie interne Vorgehensweisen	⊙ Bewerten Sie Vorfälle ⊙ Bewerten Sie interne Vorgehensweisen ⊙ Notieren Sie Beschwerden	⊙ 3 Monate ⊙ 1 Jahr ⊙ 1 Jahr	⊙ .... ⊙ .... ⊙ ....
3. Vielfalt schätzen	Nutzen Sie externe Vorgehensweisen	⊙ Bewerten Sie Vorfälle ⊙ Bewerten Sie externe Vorgehensweisen ⊙ Notieren Sie Beschwerden	⊙ 3 Monate ⊙ 1 Jahr ⊙ 1 Jahr	⊙ .... ⊙ .... ⊙ ....

Bestehen Sie auf transparente Vorgehensweisen

Das Vorgehen Ihrer Firma bei der Einstellung und Beförderung von
Mitarbeitern kann auf eine Weise strukturiert sein, die sie anfällig für Günstlingswirtschaft macht. Ohne eine feste Linie bei der
Bekanntmachung verfügbarer neuer Posten werden nur einige
wenige Auserwählte davon erfahren. Ohne klar formulierte Anforderungen für eine Position könnte ein Vorgesetzter sich dazu
entschließen, bei einigen Kandidaten auf eine Reihe von Fähigkeiten und Perspektiven besonderen Wert zu legen. Das unstruk-
turierte Vorstellungsgespräch wird weiterhin in vielen Fällen verwendet, obwohl es erhebliche Beweise dafür gibt, dass es anfällig
für Voreingenommenheit ist und eine schlechte Erfolgsbilanz bei
der Ermittlung von erfolgreichen Kandidaten für eine Position aufweist. Das Hauptergebnis eines unstrukturierten Vorstellungsge-
sprächs ist die Beurteilung der Interviewer, wie wohl sie sich mit
den einzelnen Kandidaten gefühlt haben. Menschen neigen dazu,
sich mit Personen wohlzufühlen, die ihnen sehr ähnlich sind. Das
bringt wenig für die Förderung von Vielfalt im Unternehmen.

Jede Entscheidung über Sonderzulagen und Vergünstigungen,
die nicht mehr als Einzelentscheidung eines Managers, sondern
als Gruppenentscheidung getroffen wird, wird gerechter und
strenger.

Ein Bestandteil eines fairen Entscheidungsprozesses ist ein Berufungsverfahren. Berufungsverfahren stellen sicher, dass eine faire
Betrachtung tatsächlich stattgefunden hat. Sie bieten auch eine
Gelegenheit für eine zweite Betrachtung der Entscheidung. Selbst
wenn die Berufung nicht erfolgreich ist, so stellt sie doch sicher,
dass der Prozess in einer angemessenen Weise durchgeführt worden ist.

Unterstützen Sie Seminare über die Anwerbung von neuen
Mitarbeitern und das Beförderungsprozedere

Das Einstellungsprozedere ist eine regelgebundene soziale Interaktion, deren Feinheiten vielen Einzelpersonen entgehen, die aber
dennoch aktiv an Beschäftigungsentscheidungen beteiligt sein
möchten.

Die Schulung kann die Teilnehmer nicht nur mit den besonderen Leitlinien und gesetzlichen Bestimmungen über die Anstellung
von Mitarbeitern vertraut machen, sondern auch die Verantwortlichkeit der Teilnehmer für einen fairen Prozess hervorheben, in
welchem die Anforderungen an die Position die bestimmenden
Punkte der Einstellungsentscheidung sind. Die Schulung kann

ebenso die Vorteile und Herausforderungen einer zunehmend verschiedenartigen Belegschaft hervorheben.

Fördern Sie Transparenz

Sprechen Sie mit Kollegen über die Zuweisung von Privilegien, Zuschüssen und Beförderungen. Diese Angelegenheiten laufen viel fairer ab, wenn jeder weiß, wem was zuteilwird. Bei der Verbreitung dieser Informationen verzichten Sie vielleicht selbst auf Ihren Vorteil für bestimmte Belohnungen. Auf lange Sicht aber wird wahrscheinlich eine offene, gerechte Zuweisung von Privilegien und Zuschüssen im Interesse aller sein, auch des Ihren.

Siehe Tabelle 17, die einen Aktionsplan zur Umsetzung der in diesem Abschnitt beschriebenen Ziele zeigt.

Allgemeine Richtlinien

Die folgenden sind allgemeine Richtlinien zur Behandlung von Fairnessangelegenheiten. Dies sind emotionsgeladene Themen für den Einzelnen und für das Unternehmen insgesamt. Die Verbesserung der Vorgehensweise und Kultur des Unternehmens hinsichtlich Respekt und Vielfalt wird eine bedeutende Herausforderung darstellen, die sorgfältige Vorbereitung verlangt.

Rechnen Sie mit Widerstand bei der Veränderung

Diskriminierung und viele Formen der Geringschätzung bei der Arbeit widersprechen deutlich der Firmenpolitik und sind oftmals auch gesetzeswidrig. Dennoch stellen sie weiterhin gewaltige, reale und beharrliche Probleme an Arbeitsplätzen im einundzwanzigsten Jahrhundert dar. Die folgende Auflistung zeigt einige Gründe für Widerstand gegen Veränderung:

⊚ Vorurteile sind resistent gegen Veränderung. Sie sind irrational und oftmals emotional belastet. Menschen, die zutiefst von ihren Vorurteilen überzeugt sind, sind imstande, stichhaltige Beweise, Ausbildung und Sachinformation von der Hand zu weisen.

⊚ Offizielle Beschwerden können langsam auf ein erfolgloses Ergebnis zusteuern. Ein Unternehmen muss vielleicht eine Reihe von Beschwerden erleben, die einen mühsamen Entschlussprozess durchlaufen sind, bevor es erkennt, dass es ein systemisches Problem hat, das einer umfassenden und aktiven Antwort bedarf.

⊚ Einzelpersonen hüten sich vielleicht davor, sich zu beschweren, da sie vielleicht denken, dass die Einreichung einer Beschwerde sie für Argwohn und Verachtung heraushebt.

Tabelle 17. *Aktionsplan zur Umsetzung*

Bereich des Arbeitslebens: Fairness
Problem: Vetternwirtschaft

Problem definieren	Ziele setzen	Handeln	Zeitrahmen	Fortschritt verfolgen
1. Fairness sicherstellen	Durchsichtige Vorgehensweisen schaffen	⊙ Prüfen Sie interne Vorgehensweisen ⊙ Recherchieren Sie Fälle mit verbessertem Prozedere ⊙ Fördern Sie die Diskussion über Veränderungen	⊙ 3 Wochen ⊙ 2 Wochen ⊙ 1 Jahr	⊙ .... ⊙ .... ⊙ ....
2. Fairness sicherstellen	Seminare fördern	⊙ Bewerten Sie mögliche Trainer ⊙ Fördern Sie Präsentationen ⊙ Fördern Sie die Teilnahme ⊙ Diskutieren Sie die Anwendbarkeit	⊙ 3 Monate ⊙ 1 Jahr ⊙ 1 Jahr ⊙ 1 Jahr	⊙ .... ⊙ .... ⊙ ....
3. Fairness sicherstellen	Transparenz fördern	⊙ Finden Sie Vorgänge und Methoden ⊙ Fördern Sie die allgemeine Diskussion	⊙ 3 Monate ⊙ 1 Jahr	⊙ .... ⊙ .... ⊙ ....

⊚ Geringschätzung und Ungerechtigkeit sind geteilte Probleme. Sie spiegeln wider, dass mit der Unternehmenskultur etwas nicht stimmt. Das Wohlbefinden der Mitarbeiter steht auf der Prioritätenliste einiger Unternehmen weit unten. Ihr Arbeitgeber kümmert sich vielleicht nicht um Sie oder andere wie Sie. Er ist sich vielleicht sicher, dass passende Mitarbeiter leicht verfügbar sind und dass Es ohne den Einsatz der einzelnen Mitarbeiter ein hohes Leistungsniveau beibehalten kann. Seine bisherigen Erfolge haben ihm vielleicht zu viel Selbstvertrauen gegeben – und das Selbstvertrauen ist in Arroganz umgeschlagen.

Suchen Sie sich Verbündete

Wenngleich dies sicherlich düster klingt, so heißt es nicht, dass Sie alleine sind. Ungerechtigkeit und Geringschätzung sind geteilte Probleme. Wenn Sie diese erleben, dann erleben sie auch andere. Das Gefühl, andere als Individuen zu schätzen, ist überall vorhanden. Somit teilen die anderen Ihr Problem und werden auch von einer Verbesserung profitieren.

Wie die folgende Auflistung zeigt, gibt es auch andere im Unternehmen und darüber hinaus, für die Ungerechtigkeit und Geringschätzung ernste Probleme darstellen, deren Lösung Bemühen und Ressourcen verdient.

⊚ Geschäftsführer wollen Arbeitsplätze führen, die sich durch Respekt und Fairness auszeichnen. Wann auch immer wir in unserer Beratungstätigkeit den Geschäftsführern dargelegt haben, dass viele ihrer Mitarbeiter in Managemententscheidungen einen Hinweis auf Günstlingswirtschaft wahrnehmen, haben sie sofort Maßnahmen ergriffen, um dieser Auffassung entgegenzutreten. Durch effektive Kommunikation und deutliche Vorgehensweisen waren sie dabei erfolgreich.

⊚ Manager, die für Personalangelegenheiten im Unternehmen verantwortlich sind, werden Verbündete sein im Bestreben, diese Probleme zu behandeln. Sie haben die Ressourcen und Kontakte, um auf Fachkenntnisse für Schulung oder Beratung zuzugreifen.

⊚ Andere Mitarbeiter in Ihrem Unternehmen werden wahrscheinlich Ihre Erfahrungen mit Nicht-Bevorzugung, Geringschätzung oder Diskriminierung teilen. Es wird möglich sein, aktive Verbündete für etliche der zuvor besprochenen Initiativen zu finden.

Bewerten Sie Ihre Risiken

Das Ansprechen von Respekt- und Fairnessthemen ist eine sensible Angelegenheit. Es kann schwierig sein, Andeutungen über das unfaire Agieren der Geschäftsführung zu machen, denn wenige Unternehmen möchten hören, dass sie es stillschweigend dulden, dass Mitarbeiter in einer geringschätzigen Art und Weise behandelt werden. Vorwürfe von Ungerechtigkeit und Geringschätzung würden aus der Sicht ihres Vorstands oder gleichrangiger Organisationen ein schlechtes Licht auf die Geschäftsführung werfen.

Diskriminierung, basierend auf einer Vielzahl persönlicher Merkmale der Arbeitnehmer – Rasse, Geschlecht, Religion und so weiter –, ist verboten und bietet die Basis für ein offizielles Vorgehen gegen das Unternehmen. Unter gewissen Umständen dient ein Gerichtsverfahren vielleicht dazu, sich eines Problems anzunehmen. Doch Gerichtsverfahren können auch brisant für alle Beteiligten sein, denn sie führen nicht immer zu eindeutigen oder positiven Ergebnissen. Tatsächlich haben wir alle schon einmal davon gehört, dass die Aufdecker die Ersten sind, die gefeuert werden.

Sie riskieren, jeden zu beleidigen, dem Sie unfaires oder geringschätziges Agieren unterstellen. Obwohl die Unternehmenskultur eine Kultur, in der die Menschen im Mittelpunkt stehen, nicht vollständig umsetzt, halten sich die einzelnen Personen selbst für gerecht und höflich.

Wenn Sie eine formelle Beschwerde gegen das Unternehmen verfolgen – durch das Gericht, gewerkschaftliche Beschwerdeausschüsse oder einen Menschenrechtsgerichtshof –, finden Sie sich vielleicht in einem längeren Rechtsverfahren wieder. Dies kann einen großen Teil Ihrer Freizeit verschlingen, Sie als unangenehme Person ausweisen und viel Geld kosten.

Die Risiken der Behandlung dieser Probleme sind real. Verglichen mit einem andauernden Erleben von Ungerechtigkeit und Geringschätzung mögen sie jedoch relativ bescheiden erscheinen.

Schritt Vier: Fortschritt verfolgen

Ihr Hauptaugenmerk liegt vielleicht völlig auf der Verringerung der Häufigkeit oder Intensität negativer Ereignisse bei der Arbeit. Das sind wichtige Ereignisse, die zu verfolgen sind. Sie sollten auch vermerken, ob Ihre Bemühungen zu weniger Zeichen von Geringschätzung oder unfairer Behandlung geführt haben. Ebenso ist es wichtig, das Vorkommen positiver Alternativen zu verfolgen. Sie müssen die negativen Ereignisse durch eine positive Alternative ersetzen. Nachdem Sie Personen wegen ihrer geringschätzigen Handlungen herausgefordert haben, denken diese vielleicht, dass es am besten ist, Sie zu meiden. Doch darum geht es nicht.

In manchen Situationen mag Ihr Fortschritt offensichtlich sein. Aber manchmal müssen Sie genauer hinsehen, um Erfolg feststellen zu können. Und manchmal brauchen Sie eine genaue Aufzeichnung, um sich zu erinnern, wie die Dinge vorher waren.

Verbessern sich die Dinge? Auf diesem Wege ist es nützlich, die Umsetzung Ihres Aktionsplans und die Reaktionen der Kunden, Kollegen, Vorgesetzten und der Firma im Allgemeinen in Bezug auf Ihre Initiativen aufzuzeichnen.

Notieren Sie in der letzten Spalte des Formulars über den Aktionsfortschritt das Datum, an dem Sie die einzelnen Schritte umgesetzt haben.

Eine anschauliche Geschichte

Toms Karrierepläne wurden zum Scheitern gebracht. Eine Woche nachdem er sich um eine Beförderung zum Leiter der Abendschicht für das Automobilmontagewerk beworben hatte, wurde er gebeten, sich mit dem Werksleiter, Fred, zu treffen. Tom war überzeugt, dass sein Antrag gut angenommen würde. Als der Assistent des Leiters dieses Treffen anberaumte, erwartete Tom einen ersten Schritt im Auswahlverfahren. Stattdessen war es der letzte.

Fred setzte Tom höflich, bestimmt und kühl davon in Kenntnis, dass sein Antrag nicht weiter verfolgt würde. Tom würde an keinem Bewerbungsgespräch teilnehmen. Die Auffassung des Einstellungsausschusses war, dass er trotz seiner offensichtlichen Talente und seiner Erfahrung noch nicht die von einem Leiter erwartete Reife entwickelt hätte.

Tom saß eine ganze Minute lang sprachlos da. Dann sagte er: „Ist das Treffen nun also zu Ende?"

„Ja, Tom", antwortete Fred, „außer natürlich Sie haben noch Fragen."

„Ich habe eine Frage."

„Ja."

„Mein Mangel an ‚Reife'. Ist das, weil meine Eltern Asiaten sind oder weil ich homosexuell bin?"

„Tom", erklärte Fred einfühlend, „das hat mit dieser Entscheidung nichts zu tun."

Tom war nicht davon überzeugt.

Befolgen der vier Schritte

Hier sehen Sie, wie Tom die vier Schritte durchgearbeitet hat.

Schritt Eins: Problem definieren: Vetternwirtschaft

Tom war nicht sicher, warum ihm eine Beförderung in die Unternehmensleitung verweigert wurde. Es konnte wegen seines kulturellen Hintergrundes oder seiner sexuellen Orientierung sein oder wegen seiner engagierten Tätigkeit in der Gewerkschaft. Da er der einzige interne Kandidat war und über beträchtliche Erfahrung in dieser Fabrik und aus seiner früheren Beschäftigung in ähnlichen Einrichtungen verfügte, glaubte er, dass die angegebene Begründung für die Ablehnung seines Antrags – unzureichende Führungsreife – ein Schwindel war.

Angaben im Test „Mein Verhältnis zur Arbeit". Tom hatte Ungleichgewichte bei F2 und F3 und ein großes Ungleichgewicht bei F4.

Schritt Zwei: Ziele setzen: Fairness sicherstellen

Bei der Verfolgung einer Klage gegen die Geschäftsführung wegen Verstoßes gegen den Gleichheitsgrundsatz zog Tom es vor, einen Beauftragten für Gleichberechtigung zu konsultieren und nicht die Gewerkschaft. Denn er war nicht sicher, wie begeistert eine Gewerkschaft seine Bewerbung, ein Teil des Managements zu werden, unterstützen würde. Und er dachte, dies wäre kein guter Zeitpunkt, um seine Verbindung zur Gewerkschaft zu betonen.

Schritt Drei: Handeln: Bessere Aufgaben aushandeln

Tom entschloss sich, Hilfe in Anspruch zu nehmen, und wendete sich an Wilbur, den Beauftragten für Gleichberechtigung des Unternehmens. Wilbur befragte Tom ausführlich über seinen Antrag, seinen Hintergrund und seine Unterhaltung mit Fred. Wilbur entschied, dass es genug Zweifel gäbe, um eine Nachprüfung des Verfahrens zu rechtfertigen. Er bestätigte, dass Tom bereit war, das Verfahren zu Ende zu bringen.

Tom entschloss sich, weiterzumachen. Aufgrund der Verletzung seines Sinns für Fairness sträubte er sich dagegen, diese unfaire Entscheidung hinter sich zu lassen. Er sah dieses Verfahren auch als Mittel, um das Bekenntnis des Unternehmens zu Fairness als unantastbaren Wert nochmals zu betonen. Er akzeptierte die möglichen Auswirkungen einer erfolglosen Anfechtung. Wenn es feststehen würde, dass er auf diese Weise von einem beruflichen Aufstieg ausgeschlossen werden könnte, dann würde er seine Laufbahn woanders fortsetzen, ungeachtet der Schwierigkeit und des Risikos, die mit dem Aufgeben seines Jobs in der Fabrik verbunden wären.

Das Gleichheitsverfahren veranlasste eine Nachprüfung des Beförderungsverfahrens. Eine Beurteilung von Toms Bewerbung hinsichtlich des Anforderungsprofils stellte fest, dass die Entscheidung, ihn aus dem Wettbewerb auszuschließen, grundlos war. Es wurde nicht genau auf die Kriterien hingewiesen, die in der Stellenausschreibung definiert waren. Auf „Reife" wurde in der Ausschreibung nicht hingewiesen, und diese war in den Firmenleitlinien auch nicht festgelegt. Fred behauptete, dass andere Punkte betreffend Verhalten und berufliche Reife für Entscheidungen über einen Aufstieg ins Management maßgeblich wären. Die Gerechtigkeitsprüfung urteilte, dass diese Kriterien zu vage und subjektiv wären, um die Entscheidung, Tom aus dem Verfahren auszuschließen, zu rechtfertigen. Nicht nur das, Tom hatte bis dato eine großartige Arbeitsbilanz hinsichtlich Initiative und Produktivität für das Unternehmen.

Schritt Vier: Fortschritt verfolgen

Das Verfahren endete damit, dass Tom befördert wurde. Sein Gefühl des Erfolgs wurde ein wenig gemildert durch die Tatsache, dass der Posten direkt an Fred Bericht erstattete. Und es gab keine klare Antwort auf Toms Frage, warum er ausgeschlossen wurde. Es könnten sein kultureller Hintergrund, seine sexuelle Orientierung oder seine Betätigung in der Gewerkschaft gewesen sein.

Das Verfahren gab Tom neuen Respekt für die Handhabung von Fairnessangelegenheiten im Unternehmen. Seine Ergebnisse bei F2, F3 und F4 verbesserten sich in den folgenden Monaten beträchtlich. Und er behielt mit Fred ein herzliches, wenn auch etwas kühles Arbeitsverhältnis bei.

Kapitel 9

Werteprobleme lösen

Heutzutage wenden viele Unternehmen eine Menge an Zeit und Energie auf, um ein wohl durchdachtes und sorgfältig ausgearbeitetes Unternehmensleitbild festzulegen, das ihre Werte und Ziele für die Öffentlichkeit formuliert. Auch wenn sie dies nicht tun, so schaffen und drücken Unternehmen doch eine bestimmte Kultur und Firmenpolitik aus, mit denen sie – basierend auf einer Reihe von Werten – Ziele verfolgen.

In ihrer Auswahl werden die Werte der Unternehmen offensichtlich. Einige Gesellschaften zum Beispiel bewerten langfristiges Wachstum höher als vierteljährliche Gewinne, andere wählen das Gegenteil. In der Unterhaltungsindustrie schätzen einige Unternehmen ihre Wirkung auf die globale Kultur, andere schätzen den Endgewinn, ungeachtet der kulturellen Wirkung.

Mit den Unternehmenswerten eng verwandt sind moralische Standards, die das Verhalten der Mitarbeiter leiten und die Schicklichkeit der Firmenaktivitäten definieren. Die einzelnen Unternehmen unterscheiden sich in der Gründlichkeit, mit der sie Verhaltensnormen ausdrücken. In einigen Firmen sind moralische Belange ein permanentes Diskussionsthema, während sich andere damit zufriedengeben, auf einen Industriestandard hinzuweisen, von dem ihre Manager nur flüchtige Kenntnisse haben. Sie unterscheiden sich auch in der Aufrichtigkeit ihrer angegebenen Absichten, ihre Vorgaben zu erfüllen, und in der Strenge, mit der sie deren Erfüllung überwachen.

Auch Einzelpersonen können in ihren Werten und ihren Sorgen um moralisches Verhalten ebenso große Schwankungen aufweisen. Es gibt nicht nur eine einzige Lösung, die für jedermann gültig ist. Einige wären entsetzt, für ein Unternehmen mit falschen

moralischen Standards zu arbeiten, während andere eine strenge
Überwachung moralischen Verhaltens als aufdringlich und ab-
stumpfend empfinden würden. Ganz egal welche Richtung man
einschlägt, ein ernstes Ungleichgewicht bei moralischen Standards
kann ein ständiges Reizmittel sein, das Beziehungen zur Arbeit
untergräbt und letzten Endes zu Burnout führt.

Ebenso bedeutet ein Werteungleichgewicht, dass das Unternehmen Geschäfte verfolgt, die Sie für schädlich, anstößig oder einfach als banal erachten. Es geht nicht darum, wie Sie Ihr Leben
verbringen möchten. Ihre Bemühungen bei der Arbeit sind entweder eine Zeitverschwendung oder ein Verrat an Ihren tief begrün-
deten Überzeugungen. Das ist ermüdend, weil es keine sinnvolle
Bestätigung von der Arbeit gibt; es ist einfach verpuffte Liebes-
müh. Wenn Sie sich nicht damit anfreunden können, Tätigkeiten
zu verrichten, die Ihren Werten zuwiderlaufen, dann kann Sie das
verdammt zynisch machen. Es ist schwer, ein Gefühl von Effektivität oder Leistung von einer Arbeit, die man für banal, sinnlos oder
schädlich hält, zu erlangen. Ein Werteungleichgewicht beinhaltet
alle Zutaten einer Burnoutkrise: Erschöpfung, Zynismus und In-
effektivität.

Schritt Eins: Problem definieren

Die drei Hauptformen von *Werte*ungleichgewichten sind Bedenken
über Unehrlichkeit, destruktive Tätigkeiten und Bedeutungslosigkeit. Es kann sein, dass Sie nur eines oder alle dieser Ungleichgewichte zu einer gegebenen Zeit erleben.

Werteproblem: Unehrlichkeit

Die Unehrlichkeit von Unternehmen hat in den letzten Jahren
eine beträchtliche Aufmerksamkeit in den Medien erreicht. Akte
eigennütziger Unehrlichkeit und Gier seitens leitender Angestellter
in großen Unternehmen zerstörten Geschäfte und das finanzielle
Wohlergehen ihrer Mitarbeiter und ihrer Aktionäre. Der Misserfolg
von Überwachungsstellen und Buchprüfungen durch große Wirtschaftsprüfungsunternehmen zur Überwachung und Beschränkung dieses Missstands untergrub das Vertrauen der Allgemeinheit
in die Unternehmenswelt. Im Laufe Ihrer Beschäftigung werden
Sie vielleicht angewiesen, Dinge zu tun, die verboten und unred-
lich sind. Wenn das passiert, dann befinden Sie sich in einer ernsthaften Zwickmühle zwischen der Sicherheit Ihres Arbeitsplatzes
und Ihrer Unbescholtenheit.

Angaben im Test „Mein Verhältnis zur Arbeit". Unehrlichkeit wird durch ein Ungleichgewicht bei W1, W2, W3, W4 und W5 vermerkt.

Werteproblem: Destruktive Wirkung

Die Aktivitäten von sowohl großen als auch kleinen Unternehmen haben eine mögliche destruktive Wirkung auf ihre Mitarbeiter und auf die Gesellschaft. Durch Entwicklungsprojekte haben Unternehmen im Bereich der Liegenschaftsentwicklung, der Energie und der Gewinnung primärer Rohstoffe einen verheerenden Schaden an der Umwelt angerichtet. Wenn sie in ihrer Ausbeutung im eigenen Land beschränkt sind, dann wird einfach ein Teil der Aktivitäten ins Ausland verlagert. Sie hinterlassen die Welt in einem schlechteren Zustand, als sie diese vorgefunden haben.

Diese Art der Zerstörung ist nicht auf Unternehmen beschränkt, die in ihrer Verschmutzung von Luft oder Wasser offensichtlich und missbräuchlich agieren, sondern das betrifft wirklich alle Firmen und Geschäfte, die nicht *nachhaltig* sind – das heißt, sie hinterlassen die Welt nicht genau so, wie sie diese im Hinblick auf Umweltqualität oder natürliche Ressourcen vorfinden. So verbraucht zum Beispiel sogar ein Buchverleger mehr Papier und Bäume, als recycelt oder neu gepflanzt werden. Somit werden wir eventuell irgendwann einmal kein Papier mehr haben. Und es ist bekannt, dass eine solche Nachhaltigkeit äußerst schwer zu erreichen ist und gewöhnlich nicht die höchste Priorität bei jedem Prozess darstellt, vor allem wenn dieser in einem Markt konkurriert, wo Preisgestaltung ein wichtiger Faktor ist. Nachhaltigkeit bedeutet höhere Kosten und kleinere Gewinnspannen.

Wenngleich dies im Gegensatz zu Ihren persönlichen Werten steht, könnten Aktivitäten, die – direkt oder indirekt – eine destruktive Wirkung haben, Teil Ihres Jobs sein. Sie verwenden Ihre Begabung, Zeit und Erfahrung dafür, die Welt zu einem schlechteren Ort zu machen.

Angaben im Test „Mein Verhältnis zur Arbeit". Destruktive Wirkung wird bei W6, W7 und W8 als Ungleichgewicht gezeigt.

Werteproblem: Bedeutungslosigkeit

Einige Jobs stellen Plattformen dar, um Leben zu retten, eifrige Schüler auszubilden oder die Lebensqualität in Ihrer Gemeinschaft zu verbessern. Andere Jobs nicht. Sie sind nur dazu gut, um über die Runden zu kommen. Und wenn auch die Bezahlung vielleicht

nicht so großzügig ist, ist es schwer, irgendeinen anderen Grund
als einen Gehaltsscheck zu ermitteln, um weiterhin zur Arbeit zu
gehen. Der Job hat vielleicht keine offensichtlich zerstörerische
oder schädliche Wirkung. Er generiert einfach Produkte – vielleicht
billige Ziergegenstände von nicht besonders guter Qualität. Einfach nur Plunder.

Sie widmen also einen großen Teil Ihres Lebens einer Tätigkeit,
die scheinbar keine Bedeutung für Sie oder sonst jemanden hat.
Das stellt einen Wertekonflikt dar.

Angaben im Test „Mein Verhältnis zur Arbeit". Unbefriedigende
Arbeit wird bei W9 und W10 als Ungleichgewicht gezeigt.

Schritt Zwei: Ziele setzen

Ihre Ziele für Wertekrisen sind, eine größere Übereinstimmung
zwischen Ihren Werten und denen Ihres Arbeitsplatzes zu suchen.
Es gibt verschiedene Wege in Richtung dieser Lösungen. Einige betreffen eine unmittelbare Krise in Ihrer Arbeit, andere sind Anstrengungen, die Ihr Arbeitsleben hindurch andauern. Sie alle haben
eine Wirkung auf die Tiefe und die Qualität Ihres Verhältnisses
zur Arbeit.

Werteziel für Unehrlichkeit: Integrität bewahren

Es gibt Situationen, in denen Sie in widersprüchliche Richtungen
gezogen werden und sich unsicher fühlen, was Sie richtigerweise
tun sollten. Andere Situationen erfordern einen klaren Kompromiss zwischen Integrität und praktischen Bedenken. Wenn Sie mit
dieser Auswahl konfrontiert werden, dann ist es eine Kernaufgabe,
Integrität zu bewahren.

Werteziel für destruktive Wirkung: Konstruktive Werte fördern

Ein brauchbares Ziel, wenn Sie mit einem Arbeitgeber mit destruktiven Ansichten kämpfen, ist die Förderung einer Reihe von gegen-
teiligen, konstruktiven Werten.

Werteziel für Bedeutungslosigkeit: Sinn hinzufügen

Wenn Ihre Arbeit an sich nicht das fördert, was Sie schätzen, können Sie nach Wegen suchen, um Sinn hinzuzufügen. Dies kann im
Kontext Ihres Jobs oder in zusätzlichen, nicht mit dem Arbeitsplatz
oder Kollegen verbundenen Tätigkeiten erfolgen.

Schritt Drei: Handeln

Die Verfolgung Ihrer Werte bei der Arbeit läuft darauf hinaus zu handeln. Ihre Werte werden nicht völlig zu den Ihren, solange Sie sie nicht anwenden. Die eindeutigste Situation, in der Ihre Werte durch Handlung zu definieren sind, tritt ein, wenn Sie einem Wertekonflikt gegenüberstehen.

Werteziel: Integrität bewahren

Sie finden sich vielleicht aus heiterem Himmel heraus mit einem ethischen Dilemma konfrontiert. Zum Beispiel: Nachdem Sie schon einige Jahre für eine Firma gearbeitet haben, weist Ihr Chef Sie an, das Konto eines Kunden mit Kosten zu belasten, die nicht angefallen sind. Oder Sie sind sich vielleicht völlig bewusst, dass Kollegen und Vorgesetzte bis zum Hals in fragwürdigen Geschäften stecken. Sie wissen, dass das eine Sache ist, der Sie sich früher oder später stellen werden müssen, aber Sie wissen nicht wann. Den Angelegenheiten in beiden Situationen etwas weise Voraussicht zu schenken, bereitet Sie darauf vor, die Situation zu bewältigen.

Augenmerk auf ethische Dilemmas richten

Sie können handeln, bevor es zu einer Krise oder einem Konflikt kommt. Sie könnten eine öffentliche Diskussion über Geschäftsethik bei der Arbeit entwickeln. Das könnte eine informelle Gesprächsgruppe unter interessierten Kollegen oder ein von der Schulungsabteilung durchgeführtes Programm sein. Ein fallorientierter Kurs über die Behandlung eines ethischen Dilemmas macht Sie mit der Aufgabe vertraut, konkurrierende Optionen abzuwägen. Dieses Vorgehen klärt auch die Position des Unternehmens hinsichtlich ethischer Fragen einschließlich seines Einsatzes, hohe Verhaltensstandards zu bewahren.

Zum Beispiel: Einige Mitarbeiter der Buchhaltungsabteilung eines Unternehmens, das Klimaanlagen verkaufte, wurden zunehmend beunruhigt über ein Berichterstattungsmuster unter den Außendienstmitarbeitern. Die gleichen Ausgaben schienen in mehreren Konten auf. Auf Rechnungen schienen Positionen auf, die außerhalb des vertraglichen Dienstleistungsbereichs lagen. Einige der problematischen Einträge könnten auf mangelnde Aufmerksamkeit für das Detail zurückzuführen sein, doch andere sahen wie vorsätzlicher Betrug aus. Das Muster trat bei einem oder zwei

Verkaufsmitarbeitern auf und wurde nach einer Weile zu einem Problem in den Berichten der meisten Außendienstmitarbeiter.

Die Gruppe in der Buchhaltungsabteilung zog es vor, eine positive Herangehensweise für dieses wachsende Problem zu wählen. Der Leiter der Finanzabteilung traf sich mit dem Leiter der Verkaufsabteilung, um ihn auf den Umfang und die Ernsthaftigkeit des Problems aufmerksam zu machen. Anstatt Strafmaßnahmen zu ergreifen, beabsichtigte die Buchhaltungsgruppe, einen Trainer einzubringen, um eine Serie von Unterweisungen in moralischer Entscheidungsfindung abzuhalten. Der Leiter der Verkaufsabteilung stimmte zu, die Teilnahme der Außendienstmitarbeiter an der Serie zu verlangen.

Konfrontation

Wenn Sie angewiesen werden, unethisch zu handeln, können Sie auf verschiedene Weisen antworten. Eine Möglichkeit ist, basierend auf einer ethischen Position Stellung zu beziehen, Ihre Sichtweise auszudrücken und die andere Partei aufzufordern, die Anweisung zur unethischen Handlung zu verteidigen. Zum Beispiel: Wenn Sie Anwalt sind und einer der höhergestellten Partner im Unternehmen mehr Stunden zu einem höheren Satz in Rechnung stellt, als tatsächlich gerechtfertigt sind, dann können Sie Ihre Beurteilung der unethischen Natur dieser Handlung darlegen und eine Erklärung fordern. Auch wenn hierbei nichts darüber hinaus herauskommt, so bietet dieser Schritt wenigstens eine Realitätsprüfung: Sie könnten die Situation falsch gedeutet haben.

Obwohl es Ihren direkten Vorgesetzten herausfordert, ist dieses Vorgehen nicht so dreist, wie es auf den ersten Blick erscheinen mag. Die Menschen – sogar die in höheren Positionen – sind ein wenig zaghaft dabei, bei unethischem, verbotenem Verhalten einzuschreiten. Es ist für jedermann offensichtlich, dass etwas Hinterhältiges geschieht, doch das Interesse ist groß, hinterhältige Aktivitäten geheim zu halten. Somit besteht eine gute Möglichkeit, dass Ihr Chef nachgeben wird.

Wenn nicht und wenn die Aufforderung sogar noch nachdrücklicher wird, dann haben Sie eine wertvolle Information gewonnen. Ihre Zukunft in dieser Firma beruht darauf, sich auf unethische, verbotene Aktivitäten einzulassen. Es ist im Allgemeinen gut, dies zu wissen, bevor Sie viel mehr Zeit und Können in dieses Unternehmen investieren. Dies ist ein Punkt, an dem Sie Ihre Prioritäten abwägen sollten: Wägen Sie die Sicherheit Ihres Arbeitsplatzes gegen Ihr Bekenntnis zu moralischen Standards ab. Wenn Menschen mit solchen Alternativen konfrontiert sind, dann treffen sie die Wahl basierend auf ihren Werten.

Das Verpfeifen

Das Verpfeifen ist ein weitreichender Schritt und erfordert großen Mut. Wir haben alle schon von solchen Leuten gehört, die rausgeflogen sind. Sie wenden sich an Stellen außerhalb des Unternehmens, die über die Fähigkeit verfügen, das Unternehmen für seine Handlungen verantwortlich zu machen. Dieses Vorgehen erfordert Eifer, sorgfältige Vorbereitung und Ausdauer.

⊚ Eine Vorprüfung wird benötigt, um die geeigneten zu kontaktierenden Stellen sowie die Vorgehensweisen zu ermitteln.

⊚ Ihre Prüfung kann andere Ereignisse des Verrates in Ihrer Sparte einschließen, wobei Sie den Vorgang und das Ergebnis vermerken.

⊚ Es ist wichtig, die Beweise zu prüfen. Untersuchungen unternehmerischen Fehlverhaltens erfordern strenge Beweisvorgaben.

⊚ Eine Beteiligung an einem Gerichtsverfahren verläuft mit fachkundiger Beratung problemloser.

Wie zu Beginn dieses Abschnitts angemerkt, werden Ihre Werte nicht völlig zu den Ihren, solange Sie sie nicht anwenden. Eine so definitive Aktion wie das Verpfeifen wird Sie und andere wissen lassen, wo Sie zumindest bei einigen wichtigen Werten stehen.

Siehe Tabelle 18, die einen Aktionsplan zur Umsetzung der in diesem Abschnitt beschriebenen Ziele zeigt.

Werteziel: Konstruktive Werte fördern

Dieser Ansatz umschließt vielleicht parallele Aktivitäten, die das andauernde destruktive Verhalten des Unternehmens wettmachen, sowie Initiativen, um das Streben des Unternehmens nach destruktiven Handlungen zu reduzieren. Obgleich Sie vielleicht nicht den Status eines „kein Schaden angerichtet" erzielen können, so mögen Sie vielleicht den Status eines „weniger Schaden angerichtet" erlangen.

Ändern Sie die Werte des Unternehmens

Sie könnten daran arbeiten, die Werte Ihrer Firma zu ändern. Das scheint eine ehrgeizige Idee zu sein. Aber es könnte durch eine Anstrengung zugunsten der zentralen Werte Ihres Lebens etwas zu gewinnen geben. Es gibt wahrscheinlich eine große Auswahl an

Tabelle 18. Aktionsplan zur Umsetzung

Bereich des Arbeitslebens: Werte
Problem: Unehrlichkeit

Problem definieren	Ziele setzen	Handeln	Zeitrahmen	Fortschritt verfolgen
1. Integrität bewahren	Augenmerk auf ethische Dilemmas richten	⊙ Ermitteln Sie den Trainingsbedarf ⊙ Fördern Sie die Diskussion unter den Mitarbeitern ⊙ Schärfen Sie das allgemeine Bewusstsein	⊙ 6 Monate ⊙ 6 Monate ⊙ 1 Jahr	⊙ .... ⊙ .... ⊙ ....
2. Integrität bewahren	Konfrontation	⊙ Erkennen Sie Vorfälle ⊙ Verdeutlichen Sie Ihren ethischen Standpunkt oder Ethikkodex ⊙ Stellen Sie sich ethischen Problemen	⊙ 3 Monate ⊙ 1 Jahr ⊙ 1 Jahr	⊙ .... ⊙ .... ⊙ ....
3. Integrität bewahren	Verpfeifen	⊙ Erkennen Sie Beleidigungen ⊙ Finden Sie ein Verfahren zur Erfassung von Beschwerden ⊙ Starten Sie den Prozess	⊙ 3 Monate ⊙ 1 Jahr ⊙ 1 Jahr	⊙ .... ⊙ .... ⊙ ....

Handlungen, die Sie ergreifen können, um gegen den Beitrag Ihrer Firma zur Umweltzerstörung Stellung zu nehmen. Sie müssen nicht damit beginnen, sich selbst an eine Planierraupe anzuketten, damit diese nicht benutzt werden kann. Sie können Maßnahmen ergreifen, die sich mit Dialog beschäftigen, ohne sofort Ihren Beschäftigungsstatus zu gefährden.

Der wichtige Punkt ist, dass die Angelegenheit diskutiert wird. Durch informelle Gespräche, offizielle Besprechungen und Erziehungsprogramme kann das Thema als zentral für das Unternehmen hervorgehoben werden. Am Beispiel der Umweltbelastung können ausführliche Gespräche erkennen lassen, dass sich die Unternehmensspitze ernsthaft mit den Auswirkungen auf die Umwelt befasst, beträchtliche Investitionen tätigt, um den Schaden abzuschwächen und ebenso über die langsamen Fortschritte enttäuscht ist. Das wäre ein anderer Kontext für Ihren Wertekonflikt als einer, in dem die Unternehmensspitze sich Umweltüberlegungen nicht bewusst ist oder ihnen feindselig gegenübersteht. Der Hauptpunkt ist, dass das Aufgreifen eines Dialogs, der sich Wertekonflikten stellt, einen Anfang für die Lösung darstellt.

Machen Sie den Schaden wieder gut

Wenn man die schädliche Auswirkung der Firmenaktivitäten nicht stoppen kann, kann man daran arbeiten, deren Wirkung abzuschwächen. Ein Bergbauunternehmen kann zum Beispiel nach Beendigung eines Tagebaubetriebs die Landschaft wiederauffüllen und wiederherstellen. Der ursprüngliche Lebensraum ist zwar definitiv zerstört worden, doch eine umgestaltete und neu bepflanzte Landschaft ist eine deutliche Verbesserung gegenüber einer Schlackenhalde. Diese ausgleichenden Maßnahmen werfen jedoch Fragen auf, da den Ressourcen erschließenden Unternehmen vorgeworfen wird, damit zu geizen. Aufräumarbeiten oder Wiedergutmachungsbestrebungen werden angesichts des ungeheuren Ausmaßes ihrer Schädigung als oberflächliche Gesten verurteilt, und Kritiker behaupten, dass diese Aktionen keine selbstlosen Akte sind, sondern Versuche darstellen, die öffentliche Meinung zu lenken. Die Kernfrage für Ihre Beteiligung an Aktivitäten, die vorausgegangene Schädigung durch das Unternehmen wettmachen, ist, ob Ihre direkte Mitwirkung das Ungleichgewicht zwischen Ihren persönlichen Werten und jenen des Unternehmens reduziert.

Verfolgen Sie parallele, konstruktive Aktivitäten

Eine Abweichung zum vorherigen Ansatz ist die Verfolgung kon-
struktiver Aktivitäten, um die schädlicheren Teile der Handlungen
auszugleichen. Der Unterschied ist, dass diese Aktivitäten den
Schaden nicht notwendigerweise rückgängig machen, doch sie
bewirken etwas Positives in einem anderen Bereich. Zum Beispiel:
Eine Firma, die städtebauliche Entwicklung betreibt, kann einen
Kinderspielplatz errichten. Diese Maßnahme behandelt nicht die
Probleme, die sich aus ihren Entwicklungsaktivitäten ergeben,
sondern leistet einen positiven Beitrag für die Umgebung.
   Heutige Unternehmen sind anders. Das Verzeichnis ihrer Aktivitäten ist oftmals so komplex und verstreut, dass es schwierig
ist, eine umfassende Liste der Wirkung des Unternehmens auf das
Land oder auf die ganze Welt zu errechnen. Eine Lösung ist leichter
greifbar, wenn es bei der Auswahl der Aktivitäten, die Sie durch
Ihren Beitrag unterstützen können, Spielraum gibt. Während Sie
an dem langfristigen Ziel, das Unternehmensprogramm in eine
positive Richtung abzuändern, arbeiten, können Sie sich mit Aktivitäten beschäftigen, die dabei helfen, jegliche negative Wirkung
aus anderen Bereichen der Unternehmensoperationen zu kom-
pensieren.
   Siehe Tabelle 19, die einen Aktionsplan zur Umsetzung der in
diesem Abschnitt beschriebenen Ziele zeigt.

Werteziel: Sinn hinzufügen

Es gibt viele Wege, Ihrem Arbeitsleben Sinn hinzuzufügen.

Außergewöhnliche Qualität hinzufügen

Sie können Sinn in Ihre Arbeit einbringen, die auf den ersten Blick
wenig zu bieten scheint. Die Menschen erlangen Sinn aus der Art,
wie sie arbeiten, und nicht nur daraus, was sie tun. Sie können
Produkte oder Dienstleistungen außergewöhnlicher Qualität her-
stellen. Hier wird der Sinn eher im Prozess als im Inhalt offensichtlich.

   ⊛ Zum Beispiel: Der Prozess, Doughnuts fröhlich und aufmerksam zu servieren, kann für den Kunden ein wertvoller Beitrag sein,
der die Ernährungsunzulänglichkeiten des servierten Produkts
überwiegt.

   ⊛ Handwerker und Künstler verleihen durch großartige Arbeit
und hervorragendes Design banalen Gegenständen – Schüsseln,
Kerzenhaltern und Ähnlichem – eine höhere Bedeutung.

Tabelle 19. *Aktionsplan zur Umsetzung*

Bereich des Arbeitslebens: Werte
Problem: Destruktive Wirkung

Problem definieren	*Ziele setzen*	*Handeln*	*Zeitrahmen*	*Fortschritt verfolgen*
1. Konstruktive Werte fördern	Änderung der Werte des Unternehmens	☉ Finden Sie die Werte in der Praxis ☉ Initiieren Sie Diskussionen ☉ Geben Sie dem Anliegen mehr Wichtigkeit durch Firmenimage	☉ 3 Wochen ☉ 2 Wochen ☉ 1 Jahr	☉ .... ☉ .... ☉ ....
2. Konstruktive Werte fördern	Den Schaden gutmachen	☉ Sprechen Sie über die Wirkung des Unternehmens ☉ Fördern Sie ein Verantwortungskonzept ☉ Entwickeln Sie mit den Mitarbeitern potentielle Instandsetzungsstrategien	☉ 3 Monate ☉ 1 Jahr ☉ 1 Jahr	☉ .... ☉ .... ☉ ....
3. Konstruktive Werte fördern	Parallele Aktivitäten verfolgen	☉ Erkennen Sie negative Einflüsse ☉ Finden Sie mögliche konstruktive Initiativen ☉ Fördern Sie konstruktive Maßnahmen	☉ 3 Monate ☉ 1 Jahr ☉ 1 Jahr	☉ .... ☉ .... ☉ ....

◉ Ein wenig anspruchsvoller Job kann eine wertvolle Lernerfahrung sein, die einen Mitarbeiter auf eine Position mit größerer
Verantwortung in der gleichen Firma oder anderswo vorbereitet.
Der Sinn ist im Lernprozess zu finden. Das Hauptaugenmerk kann
eher auf der guten Ausführung anstatt auf dem Ergebnis der Ausführung liegen.

Gemeinnützige Arbeit verrichten

Sie können Ihrem Leben durch zusätzliche Aktivitäten mehr Sinn
geben. Das ist eine angemessene Strategie, sogar wenn Sie vom
Wert Ihrer Arbeit überzeugt sind. Sie können die Initiative ergreifen, indem Sie Ihren Arbeitsplatz in eine gemeinnützige Sache ein-
binden. Sie können als Einzelperson oder mit Freunden von der
Arbeit teilnehmen, oder Sie können sich für wohltätige Zwecke
einsetzen, um regelmäßig von der Firma offizielle Unterstützung
zu erhalten. Auch wenn das gute Werk nichts mit den Geschäften
des Unternehmens zu tun hat, könnte es von der Energie kompe-
tenter Personen profitieren. Üblicherweise ist für diese Strategie
Ihre direkte Beteiligung notwendig, um einen persönlichen Einfluss auf die Werteübereinstimmung zu haben. Nur zu wissen, dass
das Unternehmen, das Sie beschäftigt, einen Beitrag zum Hoch-
schulbaufonds oder zu einem Sommercamp für chronisch kranke
Kinder geleistet hat, mag trotz des beeindruckenden Ausmaßes des
Beitrags nicht genug sein.

Ihren Job wechseln

Wenn keine dieser Strategien für Ihre Situation angebracht ist,
kann es Zeit sein, einen neuen Job in Betracht zu ziehen. Wenn Sie
tief empfundene Werte und Prinzipien haben, die in Ihrer derzeitigen Situation nicht erfüllt werden können, dann stellen Sie fest,
wo Sie diese Werte effektiver verfolgen könnten. Es mag schwierig sein, in dieser Situation direkt zu einer neuen Arbeitsstelle zu
wechseln. Ihre derzeitige Stelle oder eine zwischenzeitige Anstellung könnten als Mittel dienen, um sich für den Umzug zu Ihrer
bevorzugten Arbeitsstätte zu positionieren. Wie zuvor im Abschnitt
„Außergewöhnliche Qualität hinzufügen" erwähnt, ist der Prozess
des Lernens in einem Job die Basis für Sinnhaftigkeit.
    Jobs sind nicht auf ewig. Oft wechseln wir unseren Arbeitsplatz
im Verlauf unseres Berufslebens viele Male. Wir werden hinausge-
worfen, freigesetzt, befördert, bekommen bessere Angebote, haben
die Nase voll und kündigen. Das passiert ständig. Auch wenn Sie

überzeugt sind, dass Sie bei Ihrem derzeitigen Job bleiben müssen, so werden Sie dies wahrscheinlich nicht tun. Deshalb ist es sinnvoll, Jobs aktiv zu suchen, die mit Ihren Kernwerten besser übereinstimmen.

Siehe Tabelle 20, die einen Aktionsplan zur Umsetzung der in diesem Abschnitt beschriebenen Ziele zeigt.

Allgemeine Richtlinien

Berücksichtigen Sie die folgenden Richtlinien zur Lösung von Werteproblemen.

Rechnen Sie mit Widerstand bei der Veränderung

Die Werte eines Unternehmens ändern sich nicht schnell oder ohne großen Aufwand, da diese im Kern mit der Identität und Kultur eines Unternehmens verankert sind. Sie werden durch seine Geschichte, seine Leitlinien, seinen Finanzplan und seine Strategien bekräftigt. Zum Beispiel: Damit ein Bergbauunternehmen im Einklang mit den höheren Vorgaben für die ökologische Verantwortung operieren kann, muss es erhebliche Investitionen tätigen, neue Vorgehensweisen entwickeln und einen neuen Finanzplan erstellen. Das Unternehmen muss sich der Aufgabe stellen, mit anderen Unternehmen zu konkurrieren, die keine ähnlichen Investitionen getätigt haben. Ein Sinneswandel in diesem Umfang kann nicht über Nacht erfolgen. Wie die folgende Liste zeigt, kann Widerstand auf vielen Ebenen des Unternehmens auftreten.

⊚ Initiativen zur Erhöhung der ethischen Maßstäbe eines Unternehmens werden bei Einzelpersonen oder Gruppen, die vom Status quo profitieren, auf Widerstand stoßen. Firmen werden von unethischen Praktiken abhängig und verlieren ihre Fähigkeit, auf gesetzmäßiger Basis wirtschaftlich zu arbeiten.

⊚ Konstruktive Aktivitäten erfordern Investitionen. Pläne, die außerhalb des Geschäftsplans des Unternehmens liegen, erfordern neue Fähigkeiten und Einrichtungen. Der Vorgang, diese in den gesamten Geschäftsplan aufzunehmen, kann schrecklich langsam vor sich gehen.

⊚ Das Einbringen von Qualität in Ihre Produkte und Dienstleistungen kann auf direkten Widerstand von Vorgesetzten stoßen. Viele Tätigkeiten werden ausschließlich nach Geschwindigkeit und nicht nach Qualität beurteilt.

Tabelle 20. *Aktionsplan zur Umsetzung*

Bereich des Arbeitslebens: Werte
Problem: Bedeutungslosigkeit

Problem definieren	Ziele setzen	Handeln	Zeitrahmen	Fortschritt verfolgen
1. Sinn hinzufügen	Außergewöhnliche Qualität hinzufügen	◉ Überdenken Sie häufige Aufgabenstellungen ◉ Finden Sie außergewöhnliche Qualitäten ◉ Arbeiten Sie mit Augenmerk auf Qualität	◉ 3 Wochen ◉ 2 Wochen ◉ 1 Jahr	◉ .... ◉ .... ◉ ....
2. Sinn hinzufügen	Gemeinnützige Arbeit verrichten	◉ Finden Sie potentielle gemeinnützige Projekte ◉ Sprechen Sie darüber mit Ihren Mitarbeitern ◉ Organisieren Sie Veranstaltungen	◉ 3 Monate ◉ 1 Jahr ◉ 1 Jahr	◉ .... ◉ .... ◉ ....
3. Sinn hinzufügen	Den Job wechseln	◉ Finden Sie andere Möglichkeiten ◉ Ermitteln Sie das Potential für Wertübereinstimmung ◉ Machen Sie ernsthafte Arbeitsstellen ausfindig	◉ 3 Monate ◉ 1 Jahr ◉ 1 Jahr	◉ .... ◉ .... ◉ ....

Suchen Sie sich Verbündete

Ihre ersten Verbündeten bei der Behandlung von Wertekonflikten sind Personen, die Ihre Werte teilen. Dann kommen Personen, die an die Freiheit der Mitarbeiter glauben, ihren Prinzipien zu folgen, auch wenn diese Ihre persönlichen Werte nicht teilen. Eine dritte Gruppe von möglichen Verbündeten sind jene, die Ihnen zustimmen, dass das Unternehmen es nicht schafft, seinen eigenen Werten treu zu bleiben.

Oftmals entstehen Wertekonflikte, weil Personen, die sich anfangs zu einem Unternehmen aufgrund seiner angegebenen Werte – anspruchsvolle Ausbildung, ausgezeichnete Patientenpflege, kundenorientiertes Bankwesen – hingezogen fühlten, zu dem Schluss kommen, dass diese Aussagen nur eine Vortäuschung für den Eigennutz oder die kurzfristige Gewinnorientierung sind. Ihr Wertekonflikt besteht nicht so sehr zwischen persönlichen und betrieblichen Werten, sondern zwischen vorgegebenen Plänen und verwirklichten Idealen. Wenn das die Grundlage für Ihre Desillusionierung über das Unternehmen ist, dann haben Sie wahrscheinlich viele potentielle Verbündete. Wenn sonst niemand Ihrer Beurteilung der Unaufrichtigkeit des Unternehmens zustimmt, wäre es gut, die Lage nochmals zu prüfen. Solche Abweichungen sind selten so fein, dass nur eine Person sie sehen kann.

Bewerten Sie Ihre Risiken

Das Bekenntnis eines Unternehmens zu ethischen Prinzipien oder seine Kernwerte in Frage zu stellen kann eine ernsthafte Reaktion hervorrufen.

⊚ Unternehmen stellen sich gerne so dar, dass sie einen konstruktiven Beitrag für die größere Gemeinschaft leisten. Ein Ruf als aufrichtige und positive Kraft in der Gemeinschaft ist ein echtes Plus im Geschäftsplan eines Unternehmens, besonders in einer Zeit des weit verbreiteten Misstrauens gegenüber Unternehmen. Wenn Sie das Engagement eines Unternehmens in Frage stellen, haben Sie vielleicht mit Personen zu kämpfen, deren Hauptbeschäftigung es ist, die Position des Unternehmens zu verteidigen und Sie als verantwortungslos, unwissend und falsch liegend dastehen zu lassen.

⊚ Die Aufdecker unterliegen heftiger Kritik, Drohungen und gerichtlicher Schritte. Der Film *Silkwood* schildert auf packende Weise die Schwierigkeiten und Strapazen dieser Rolle.

⊚ Ein Unternehmen mit einem einzigen Fokus auf Produktionsmaximierung und Gewinnvermehrung wird wenig Geduld haben mit Versuchen, die Qualität zu erhöhen. Zusätzliche Zeit mit der Betreuung von Kunden zu verbringen kann Ihr Dienstleistungsniveau auf sinnvolle Weise vertiefen, kann aber auch heftige Kritik seitens Ihres Chefs hervorrufen.

Schritt Vier: Fortschritt verfolgen

Verbessern sich die Dinge? Auf diesem Wege ist es nützlich, die Umsetzung Ihres Aktionsplans und die Reaktionen der Kunden, Kollegen, Vorgesetzten und der Firma im Allgemeinen in Bezug auf Ihre Initiativen aufzuzeichnen.

Notieren Sie in der letzten Spalte des Formulars über den Aktionsfortschritt das Datum, an dem Sie die einzelnen Schritte umgesetzt haben.

Eine anschauliche Geschichte

Hector, Kreditsachbearbeiter in einer Vorstadtfiliale einer großen Bank, ist ein großer Fan von Banken. Und je größer die Bank ist, desto besser. Im Gegensatz zu seinen Kollegen war Hector nicht ängstlich über die erstaunliche Konzentration von Kapitalvermögen. Er bewunderte die Macht, die es verkörperte. Doch auch Hector hatte seine Grenzen.

Hector war vom Potential der Bank, ein positiver Dienstleister im Leben seiner Kunden zu sein, überzeugt. Er glaubte daran, dass Kleinunternehmerkredite und Hypotheken das Mittel waren, durch das die Menschen Möglichkeiten entwickelten und ihre Lebensqualität verbesserten. Er spielte eine Rolle dabei, ihnen zu helfen, Zugang zu den notwendigen Ressourcen zu erlangen, um ihre Sehnsüchte zu erfüllen, während er sicherstellte, dass sie sich nicht bis über beide Ohren verschuldeten. Ja, Schulden fesselten die Menschen, doch Hectors Schlussfolgerung war, dass es den Menschen nicht wirklich so viel ausmachte, gefesselt zu sein. Während er das verfolgte, was er als die konstruktive Seite des Privatkundengeschäfts sah, war Hector erfahren darin, die Teile der Arbeit zu umgehen, die weniger offensichtlichen Nutzen für die Kunden hatten.

Doch der neue Filialleiter, Ron, hatte das Gleichgewicht in Hectors Arbeitsleben durcheinandergebracht. Seine Pläne waren größer, seine Ambitionen grenzenlos und sein Durchhaltevermögen endlos. Und seine Lieblingsidee für das Privatkundenbankgeschäft lief darauf hinaus, eine Reihe von Dienstleistungen zu fördern, die seine Kunden wirklich nicht brauchten. Hector sollte Einzelpersonen dazu ermuntern, zusätzliche Konten zu eröffnen und getrennte Kreditkarten für jedes Familienmitglied sowie andere Funktionen in Anspruch zu nehmen, die ihnen ein Minimum an Vorteilen zu einer erhöhten Monatsrate bieten würden. Andere Dienste würden Kreditkartenkäufe in ausgewiesene Kategorien gliedern. Das räumte den Kontobericht auf, aber das Aktivitätsniveau der meisten Kunden war so bescheiden, dass dieser Dienst seine Kosten nicht rechtfertigte. Doch er warf einen schönen Gewinn für die Bank ab. Hector dachte, dass diese Dienste bestenfalls eine Zeitverschwendung und wahrscheinlich sogar nachteilig für seine Kunden waren.

Ron schlug nicht nur vor, dass Hector diese Dienste aktiv fördern sollte. Er traf sich jeden Tag mit den Kundenbetreuern für eine Aktualisierung ihrer Bemühungen. Jeden Tag! Es war schwer, ohne Auseinandersetzungen durch diese Meetings zu kommen. Die anderen drei Kreditsachbearbeiter der Filiale gewannen begeistert Leute für diese Serviceleistungen. Sie hatten Diagramme, die zeigten, wie ihre blaue, grüne und gelbe Linie Monat für Monat nach oben kroch, während Hectors orange Linie weit zurücklag und sogar noch einige Monate sank. Offenbar braute sich eine Konfrontation zusammen, und Hector war nicht sicher, dass diese für ihn gut ausgehen würde.

Befolgen der vier Schritte

Hier sehen Sie, wie Hector die vier Schritte durchgearbeitet hat.

Schritt Eins: Problem definieren: Destruktive Wirkung

Hector befand sich in einem Wertekonflikt. Es machte ihm nichts aus, dass die Bank Gewinn machte. Ihm gefiel die Idee wirklich, dazu beizutragen, dass die Bank Gewinn machte. Aber er wollte, dass die Bank währenddessen etwas wirklich Sinnvolles tat. Hectors Arbeitsleben basierte auf Werten, die er mit der Bank teilte: Kleinunternehmen bei ihrer Entwicklung zu helfen und Privatpersonen zu helfen, sich ein Eigenheim zu schaffen. Die gegenwärtige Krise drängte Hector dazu, für Dienste zu werben, die er nur als Gewinn für die Bank und als Nachteil für den Kunden erachtete.

Angaben im Test „Mein Verhältnis zur Arbeit". Hector erzielte in vielen Punkten eine Übereinstimmung. Er teilte viele der Werte der Bank. Aber er hatte ein großes Ungleichgewicht bei W9 und W10, was seinen Konflikt bei der Vermarktung der neuen Dienste, die er als nachteilig sah, widerspiegelte.

Schritt Zwei: Ziele setzen: Konstruktive Werte fördern

Hector entschied sich, konstruktive Werte zu fördern. Er akzeptierte, dass das Gewinnstreben ein wesentlicher Bestandteil des Bankwesens war. Er wollte nur sicherstellen, dass die Bank diese Gewinne verdiente, indem sie etwas Nützliches tat.

Schritt Drei: Handeln: Werte des Unternehmens ändern

Hector entschloss sich, das Problem direkt anzugehen, indem er sich an Ron wandte. Sie führten ein lebhaftes Gespräch. Hector beschrieb seine Vorbehalte bezüglich der Förderung unnotwendiger Leistungen; Ron legte seine Ziele zur Leistungssteigerung der Filiale dar. Es war bald ersichtlich, dass sich beide ihrer Position verpflichtet fühlten. Doch sie konnten beide den Standpunkt des jeweils anderen verstehen. Ron wusste, dass stabile Kundenbeziehungen entscheidend für den Erfolg der Filiale waren. Hector erkannte, dass, sofern die Filiale nicht einen positiven finanziellen Beitrag leistete, ihre Zukunft gefährdet wäre.

Letztendlich erzielten sie einen Kompromiss. Hector willigte ein, seine Produktivität in den Bereichen, zu denen er sich verpflichtet fühlte – Kleinunternehmerkredite und private Darlehen – zu steigern. Ron willigte ein, damit aufzuhören, Hector unter Druck zu setzen, die neuen Dienstleistungen zu verkaufen. Diese Lösung brachte Hector von einer direkten Beteiligung an den neuen Leistungen weg, doch er war sich bewusst, dass andere Kreditsachbearbeiter in der Filiale diese förderten. Ron willigte ein, auf die Gewinne zu verzichten, die Hector mit den neuen Dienstleistungen möglicherweise gemacht hätte. Stattdessen akzeptierte er Hectors Verpflichtung, seine Ergebnisse im Kreditbereich zu steigern. Die Kredite würden nicht so einen großen Gewinn wie die neuen Leistungen abwerfen. Ron würde das Ergebnis der Filiale gegenüber seinem Chef rechtfertigen müssen, da zwar beide eine Verbesserung beim Endgewinn und einer stabilen, beständigen Kundenbasis brachten, die Lösung für die Firma aber nicht die wirtschaftlich optimalste war.

Schritt Vier: Fortschritt verfolgen

Das Verfahren endete mit einem Waffenstillstand zwischen Ron und Hector. Die nächsten zwei Jahre behielten sie eine positive Arbeitsbeziehung bei, bis Ron in eine Position in der Zweigstellenniederlassung wechselte.

Ein Jahr später veränderten sich seine Ergebnisse bei W9 und W10 zu einer Übereinstimmung.

Kapitel 10

Ihr Verhältnis verändern

Mit Hilfe einer der sechs Strategien haben Sie nun also einen Aktionsplan entwickelt, der Ihnen helfen wird, Ihr Verhältnis zur Arbeit zu verbessern und Burnout zu verringern. Gratulation! Fahren Sie mit der guten Arbeit in den kommenden Monaten fort! Denken Sie daran, dass eine Beziehung fortlaufend ist und sich weiterentwickelt. Deshalb wird es nötig sein, diese weiterhin zu formen und in die von Ihnen gewünschte Richtung zu bewegen.

Wie schon bisher gesagt, wird Sie Ihr Plan Zeit, Anstrengung und Ausdauer kosten, bevor Sie den Erfolg sehen werden. Obwohl es wichtig ist, sich an Ihren Plan zu halten und nicht zu schnell aufzugeben, ist es auch wichtig, flexibel und offen zu sein, ihn basierend auf entsprechendem Feedback und Erfahrung abzuändern. Entscheidend ist, Ihr gewähltes Ziel im Auge zu behalten und, wenn nötig, verschiedene Wege zu nutzen, um Ihr langfristiges Ziel zu erreichen.

Die Belohnung im Auge behalten

Burnout vertreiben! Das ist der Grund, warum Sie versuchen, Ihr Verhältnis zur Arbeit zu verändern. Es ist eine große Herausforderung. Es erstreckt sich über eine lange Zeit und erfordert beträchtliche Anstrengung. In diesem Buch haben wir versucht, Ihnen einen Leitfaden zu bieten, um sicherzustellen, dass Ihre Zeit und Ihr Bemühen gut ausgerichtet sind. Wenn Sie mit Burnout kämpfen, dann haben Sie nicht viel Zeit und Mühe zu verlieren!

Halten Sie daran fest

Ein Bekenntnis zu einem Aktionsplan ist ein Bekenntnis zur Beziehung zwischen Ihm und Ihnen: Sie möchten wirklich, dass die Beziehung funktioniert. Es gibt vieles, das Ihnen an Ihrer Arbeit wichtig ist, und das möchten Sie nicht verlieren. Doch Sie möchten noch immer, dass es besser wird. Deshalb sind hier einige Richtlinien, die Sie berücksichtigen sollten:

⊚ Ihr Ziel ist ein besseres Zusammenpassen zwischen Ihnen und Ihrem Job. Es gibt viele Wege, die Sie einschlagen können, um zu dieser Art der Übereinstimmung zu gelangen. Doch es ist das genaue Zusammenpassen, das Sie verfolgen. Dieses Ziel erfordert Anpassung – sowohl von Ihnen als auch von Ihrem Arbeitsplatz. Nachdem Sie eine Strategie umgesetzt haben, werden Sie und Ihr Job ein bisschen anders sein als zuvor.

⊚ Die sechs strategischen Bereiche sind Ihre Wegweiser für Veränderung. Sie markieren die größten Quellen von Burnout und gestalten die Strategien, um eine Bindung zur Arbeit zu erlangen. Greifen Sie im Zuge Ihres Fortschritts in Richtung Ziel weiterhin auf diese zurück und verwenden Sie diese als Maßstab für Ihr Verhältnis zu Ihm.

⊚ Seien Sie realistisch hinsichtlich der Herausforderungen der Veränderung und denken Sie an das Mantra der Veränderung: „Die Dinge werden schlechter, bevor sie besser werden." Der Weg zum Erfolg wird immer ein holpriger sein, da eine Veränderung ungewohnte Wege, Dinge zu tun, umfasst, die immer das Leben zerrütten werden, und natürlich gibt es da noch die Störungen und Pannen, die einen normalen Teil beim Gangwechsel darstellen. Wie wir das ganze Buch hindurch erwähnt haben, wird es immer Widerstand gegen jede Art von Veränderung geben. Wenn Sie jemals Ihre Küche umbauen oder einen anderen Raum in Ihrem Haus renovieren mussten, dann können Sie verstehen, was es für ein Durcheinander gibt, bevor die Dinge wunderbar sind. Lassen Sie sich also nicht von den Unebenheiten auf dem Weg entmutigen. Das ist ein normaler Teil des Pfades zur Veränderung, und Sie werden durchhalten müssen, wenn das anfängliche Vorankommen mühsam ist.

⊚ Halten Sie nach möglichen sich allmählich zeigenden Wirkungen Ausschau, die Einfluss auf Dinge jenseits Ihres ursprünglichen Ziels haben könnten. Manchmal stellt sich heraus, dass diese Auswirkungen zusätzliche Vorteile haben. Wenn Sie zum Beispiel damit beginnen, mit Leuten zusammenzuarbeiten, um Probleme der Geringschätzung oder mangelnder Anerkennung zu behandeln, enden Sie vielleicht damit, ein neues Netzwerk sozialer Unterstützung und Freundschaft aufzubauen. Manchmal jedoch können die unbeabsichtigten Folgen negativ sein. Zum Beispiel: Eine Veränderung im Buchhaltungssystem, die der Buchhaltungsabteilung die Arbeit erleichtert, macht vielleicht das Leben des Verkaufspersonals stressiger. So sehr Sie sich auch bemühen, es ist niemals möglich, das perfekte System zu entwickeln oder jede einzelne Auswirkung der Veränderung vorauszusehen – das bedeutet, dass Sie immer wachsam für das Unerwartete bleiben und darauf vorbereitet sein müssen, wenn nötig, einige Anpassungen vorzunehmen.

Sagen Sie Ihm Lebwohl

Wenn trotz Ihrer größten strategischen Bemühungen die Beziehung zwischen Ihnen und Ihm weiterhin bergab geht, dann werden Sie sich einer definitiven Wahl stellen müssen: Soll ich bleiben oder ist es Zeit, weiterzuziehen? Sie werden anfällig für anhaltendes Burnout sein, wenn die Übereinstimmung zwischen Ihnen und Ihrem Job nicht verbessert werden kann.

Vermutlich könnte jedes Ungleichgewicht zwischen einer Person und ihrer Arbeit gelöst werden, wenn die Menschen und Arbeitsplätze unendlich flexibel wären. Aber das ist nicht immer der Fall. Einige Unternehmen bestehen zum Beispiel darauf, die zentrale Lenkung beizubehalten. Sie werden es nicht erlauben, dass einzelne Bereiche ihre quartalsmäßigen Gewinnziele festlegen, mit dem Ergebnis, dass das Festlegen sinnvollerer Ziele keinen Weg darstellen kann, um übermäßige Arbeitsbelastung zu verringern. Ein weiteres Beispiel ist ein Bergbauunternehmen, dem in dem Betrag, den es in die Wiederherstellung zerstörter Landschaften investieren wird, feste Grenzen gesetzt sind. Auf der anderen Seite der Gleichung haben Personen feste Grenzen bei der Stundenanzahl, die sie bereit sind zu arbeiten, oder beim Ausmaß, in dem sie ihre Prinzipien beugen werden, um sich den Werten ihres Arbeitgebers anzupassen. Wenn die Grenzen fest sind und das Ungleichgewicht groß ist, werden Sie sich der Möglichkeit stellen müssen, Es für einen anderen zu verlassen.

Ihren Job zu wechseln ist immer noch ein Grund für strategische Planung. Auch wenn es eine große Befreiung sein mag, einfach „Ich kündige" zu sagen und dann die Tür hinter sich zuzuschlagen, hilft es Ihnen nicht sehr dabei, Ihren nächsten Job zu finden. Ein großes Plus bei jeder Stellensuche ist, bereits einen Job zu haben. Und es spricht viel dafür, sich Zeit zu nehmen und wählerisch zu sein. Wenn Sie diesen Job aufgeben, geht es darum, einen neuen zu finden, der besser passt oder zumindest die Flexibilität aufweist, die nötig ist, um zu einer besseren Übereinstimmung zu gelangen. Immerhin dachten Sie wahrscheinlich anfänglich auch, dass Ihr *derzeitiger* Job toll funktionieren würde!

Durch die Anleitung der sechs Strategien haben Sie nun eine bessere Vorstellung davon, was Sie in einem neuen Job suchen sollten. Dieses Wissen stellt die Basis für eine sorgfältige Prüfung einer neuen Jobmöglichkeit dar. Es erhöht die Chancen, dass eine Veränderung zu einer sinnvollen Verbesserung führen wird.

Machen wir's noch mal

Also vorwärts! Sie haben einen Plan, Sie wissen, wohin Sie möchten, also bleiben Sie Ihrem Ziel verpflichtet, Ihr Verhältnis mit Ihm zu verbessern. Jetzt am Ende des Buches denken Sie vielleicht, dass dies das Ende Ihrer Beziehung mit uns ist und dass Sie da draußen völlig alleine sind. Aber nein! Wir sind bereit, mit Ihnen auf Ihrer weiteren Reise in Kontakt zu bleiben.

⊛ *Erstens:* Dieses Buch wird für Sie in den kommenden Jahren weiterhin ein hilfreicher Führer sein, da sich Ihr Verhältnis mit Ihm verändert und Sie die sechs Strategien für die nächste Phase Ihres Plans überdenken müssen. Bewahren Sie dieses Buch also als ständigen Begleiter in Ihrem Bücherregal, damit wir Sie wieder mit den Strategien vertraut machen können, wann auch immer Sie uns wieder brauchen.

⊛ *Zweitens:* Kommen Sie auf uns zurück und kontrollieren Sie Ihren Fortschritt nach einigen Monaten, wenn die Veränderungen zu wirken scheinen. Sie haben vielleicht ein allgemeines Empfinden, wie die Dinge so laufen. Doch wenn Sie sich selbst in den sechs strategischen Bereichen testen, werden Sie ein besseres Bild davon bekommen, ob sich die Dinge verbessern. Der nächste Abschnitt wird Ihnen Anleitungen geben, wie Sie das genau tun.

⊛ *Drittens:* Auf unserer Website CORD.acadiau.ca hoffen wir, einen Dialog mit den Personen aufzubauen, die die Ideen dieses Buches durcharbeiten.

Was wir Ihnen sonst noch bieten: CORD.acadiau.ca

Die Beseitigung von Burnout ist für viele Menschen von großem Belang. Im ganzen Land und auf der ganzen Welt gibt es Menschen, die Kämpfe ausfechten, die Ihren Ungleichgewichten bei der Arbeit ähneln. Sie können vielleicht viel gewinnen, indem Sie sich mit anderen verbinden, Ihre Erfahrungen mit dem Programm teilen und lernen, wie andere an diese Probleme herangegangen sind.

Auf dieser Website können Sie:

- Fragen stellen.
- Einer Diskussionsgruppe beitreten.
- Aktuelle Informationen über die Bewältigung von Burnout finden.
- Elektronische Kopien der in diesem Buch verwendeten Formulare downloaden.
- Ein Profil erstellen, das Ihr Anfangsprofil mit Ihrem Nachkontrollprofil vergleicht.

Die Website ist als laufende Aktualisierung der Themen in diesem Buch konzipiert. Sie ist ein Mittel zur Schaffung einer Gemeinschaft von Menschen, die versuchen, die Qualität ihres Arbeitslebens zu verbessern.

Die Website wird von COR&D, dem Centre for Organizational Research & Development an der Acadia University in Neuschottland gewartet. COR&D stellt die Grundlage für unsere Forschungstätigkeiten und unsere internationale Arbeit mit Organisationen und Einzelpersonen dar. Vermutlich werden Sie sich auch für andere Teile der Website sowie für den Bereich über dieses Buch interessieren.

Kontrollieren Sie Ihren Fortschritt

Wenn Sie bereit sind, den Test „Mein Verhältnis zur Arbeit" noch einmal zu machen, finden Sie ein neues, leeres Formular im folgenden Abschnitt „Nachkontrolle". Wie zuvor beantworten Sie jede Frage, indem Sie angeben, ob die Dinge genau passen, ob es ein Ungleichgewicht oder ein großes Ungleichgewicht gibt. Die Auswertungsanleitung wird Sie beim Ausfüllen Ihres neuen persönlichen Profils leiten.

Sehen Sie sich zuerst Ihre alten Ergebnisse *nicht* an! Sie möchten Ihre gegenwärtige Ansicht nicht beeinflussen, indem Sie die Vergangenheit zurückbringen. Das ist kein Test mit richtigen oder falschen Antworten, sondern eine Reflexion darüber, wie Sie sich hinsichtlich der Beziehung zu diesem zweiten Zeitpunkt fühlen.

Sobald Sie das neue Profil vervollständigt haben, können Sie es mit dem ersten Profil vergleichen, das Sie einige Monate zuvor vervollständigt haben. Sie sollten sich auf die jeweilige Strategie konzentrieren, die die Basis für Ihren Aktionsplan darstellte. Haben sich Ihre Ergebnisse in jenen Punkten zu einem geringeren Ungleichgewicht verschoben oder sogar zu einem genauen Passen? Wie würden Sie Ihren derzeitigen Stand in diesen bestimmten Strategiebereichen angesichts Ihrer Erfahrung bei der Umsetzung Ihres Aktionsplans bewerten?

Sie sollten sich auch den Vergleich zwischen Ihren derzeitigen und Ihren früheren Ergebnissen in den anderen fünf Bereichen ansehen. Manchmal kann eine Veränderung in einem strategischen Bereich eine sich allmählich ausbreitende Wirkung in einem anderen Bereich zur Folge haben. Zum Beispiel kann eine Verbesserung der Anerkennungsmethoden (Belohnung) die Bereitschaft der Leute fördern, einander auszuhelfen (Gemeinschaft). Aber es kann auch sein, dass andere Ereignisse in Ihrem Unternehmen einige neue Ungleichgewichte geschaffen haben. Diese können in Ihrem neuen persönlichen Profil reflektiert werden. Wenn es zum Beispiel infolge eines Wirtschaftsrückganges einige unangenehme Entlassungen gegeben hat, dann erleben Sie vielleicht in den Bereichen Fairness und Arbeitsbelastung ein größeres Ungleichgewicht.

Wie wir zuvor erwähnten, ist eine Beziehung fortlaufend und entwickelt sich weiter und erreicht niemals einen dauerhaften Zustand eines perfekten Nirwanas. Deshalb ist es hilfreich, den Test „Mein Verhältnis zur Arbeit" regelmäßig zu überprüfen (wie eine jährliche Kontrolle). Einige strategische Bereiche werden besser werden – besonders die, auf die Sie in Ihrem Aktionsplan abgezielt haben. Aber Sie sollten sich auch darauf einrichten, dass einige Bereiche gleich bleiben oder sich sogar verschlimmern werden, abhängig von den größeren sozialen, wirtschaftlichen und politischen Umständen der jeweiligen Zeit. Die gute Nachricht ist, dass Sie als Ergebnis, weil Sie diesen Test gemacht und Ihr Profil aktualisiert haben, einmal mehr bereit sein werden, sich auf eine neue Strategie zu verlegen, um sich mit Ihren neuen Herausforderungen mit Ihm zu befassen.

Schlussfolgerung

Also vertreiben Sie Burnout! Und mögen Sie und Es eine glückliche und gesunde Beziehung führen. Indem Sie ein besseres Verhältnis zu Ihrer Arbeit schaffen, zeigen Sie, dass ein erfüllendes Arbeitsleben für Sie und andere möglich ist.

Nachkontrolle

Es ist nun an der Zeit, den Test „Mein Verhältnis zur Arbeit" noch einmal zu machen und nachzusehen, wo Sie nun stehen, nachdem Sie die Schritte in diesem Buch durchgeführt haben.

„Mein Verhältnis zur Arbeit"-Test

Finden Sie heraus, welche Bereiche Ihrer Arbeit so einigermaßen passen, welche gar nicht passen und welche genau passen.

- Wie passt Ihr derzeitiger Job in jedem der sechs Bereiche zu Ihren Vorlieben, Arbeitsmustern und Hoffnungen? Wenn die Dinge in einer gegebenen Dimension genau passen, machen Sie ein Häkchen in die Spalte „Passt genau".
- Wenn ein bestimmter Gesichtspunkt mit Ihrer bevorzugten Arbeitsweise unvereinbar ist, machen Sie ein Häkchen in die Spalte „Ungleichgewicht".
- Wenn ein Wert stark von Ihren Idealen abweicht, machen Sie ein Häkchen in die Spalte „Großes Ungleichgewicht".

Arbeitsbelastung

Dieser Bereich befasst sich mit der Arbeit. Die einzelnen Punkte beziehen sich hauptsächlich auf den Arbeitsumfang, die Art der Arbeit, das Arbeitstempo und die Arbeitsanforderungen. Diese Kriterien benötigen eine eher langfristige Betrachtung. Das zentrale Problem ist nicht die derzeitige Arbeitsbelastung, sondern die Situation der Dinge innerhalb der vergangenen Monate und wie Sie glauben, dass sich die Dinge in absehbarer Zeit entwickeln werden.

		Passt genau	Ungleichgewicht	Großes Ungleichgewicht	Summe
	Bewertung	0	1	2	
A1	Der Arbeitsumfang, der innerhalb eines Tages zu erledigen ist				
A2	Die Komplexität der Arbeit				
A3	Die Intensität der Kundenforderungen				
A4	Die Rigidität von Abgabeterminen				
A5	Die Häufigkeit von plötzlichen, unerwarteten Ereignissen				
A6	Die Möglichkeit, sich ein komfortables Umfeld zu schaffen				
A7	Die Häufigkeit von Unterbrechungen während des Arbeitstages				
A8	Der Anteil der Arbeitszeit, die mit Kunden verbracht wird				
A9	Die Zeit, die ich alleine arbeite				
A10	Die Zeit, die ich mit anderen Angestellten zusammenarbeite				
	Gesamtsumme Arbeitsbelastung				

Kontrolle

Dieser Bereich befasst sich mit dem Umfeld, in dem Entscheidungen während der Arbeit getroffen werden. Die Punkte betreffen das Ausmaß an Autorität, die Sie bei der Ausübung Ihrer Arbeit und über die Tätigkeiten der Arbeitsgruppe haben. Bei diesen Punkten ist es nicht wichtig, wie Sie diese Autorität erlangt haben. Entweder besitzen Sie Vertretungsmacht kraft der Firmenpolitik oder Sie haben Einfluss durch persönliches Networking erlangt. Die Kernaussage ist, dass eine akkurate Lesart Ihrer Fähigkeit zur Entscheidungsfindung in der Arbeit erstellt werden soll.

	Bewertung	Passt genau	Ungleichgewicht	Großes Ungleichgewicht	Summe
		0	1	2	
K1	Das Ausmaß an Gruppenentscheidungen in meinem Arbeitsbereich				
K2	Das Ausmaß, in dem ich die Autorität mit Mitarbeitern teile				
K3	Das Ausmaß an Information, die der Abteilungsleiter hinsichtlich wichtiger Neuerungen im Unternehmen weitergibt				
K4	Die Möglichkeit, an Entscheidungen, die meine Arbeit betreffen, teilzuhaben				
K5	Die Führungsqualität des oberen Managements				
K6	Die Führungsqualität des Abteilungsleiters				
K7	Die Autorität, die ich in meinem Verantwortungsbereich habe				
K8	Die Möglichkeit, meine sachverständige Beurteilung einzubringen				
K9	Die Befugnis, Einfluss auf Entscheidungen zu nehmen, die meine Arbeit betreffen				
K10	Die Freiheit, meine sachverständige Beurteilung anzuwenden				
	Gesamtsumme Kontrolle				

Belohnung

Dieser Bereich befasst sich mit der Belohnung. Arbeit kann auf vielfältige Weise lohnend sein und auf ebenso vielfältige Weise unbefriedigend. In diesem Bereich sollten Sie über die Dinge nachdenken, die Sie motivieren, weiterzumachen.

		Passt genau	Ungleichgewicht	Großes Ungleichgewicht	Summe
	Bewertung	0	1	2	
B1	Mein Gehalt und die Sozialleistungen entsprechen dem, was ich benötige				
B2	Mein Gehalt und die Sozialleistungen entsprechen dem, was ich auch anderswo bekommen würde				
B3	Meine Bemühungen werden vom Abteilungsleiter gewürdigt				
B4	Meine Bemühungen werden vom restlichen Management gewürdigt				
B5	Die Genauigkeit von regelmäßiger Leistungsbewertung				
B6	Die Möglichkeit von freiwilligen Sozialleistungen: Reisen, Büromöbel, Zuschuss zu Tagungsgebühren etc.				
B7	Die Möglichkeit einer Beförderung				
B8	Die Möglichkeit eines Bonusses oder einer Gehaltserhöhung				
B9	Ich genieße die Zeit, in der ich arbeite, wirklich				
B10	Ich genieße die Zeit, in der ich mit Menschen zusammenarbeite, wirklich				
	Gesamtsumme Belohnung				

Gemeinschaft

Der Schwerpunkt in diesem Bereich liegt auf den Menschen, die Ihr soziales Arbeitsumfeld ausmachen. Denken Sie an Menschen, die Sie in der Arbeit treffen: Kunden, Mitarbeiter, Vorgesetzte, Untergebene und andere.

	Bewertung	Passt genau	Ungleichgewicht	Großes Ungleichgewicht	Summe
		0	1	2	
G1	Die Möglichkeit, problemlos herauszufinden, was im Unternehmen passiert				
G2	Offene, ehrliche Kommunikation im ganzen Unternehmen				
G3	Die Freiheit, unterschiedliche Meinungen vertreten zu können				
G4	Das Ausmaß, zu dem man sich bei der Arbeit auf andere verlassen muss				
G5	Die Häufigkeit von unterstützender Interaktion bei der Arbeit				
G6	Das Ausmaß an persönlicher Freundschaft am Arbeitsplatz				
G7	Die Anzahl an Menschen, die einen informellen Umgang pflegen				
G8	Eine gemeinsame Zielstrebigkeit im ganzen Unternehmen				
G9	Mein Gemeinschaftssinn mit dem gesamten Unternehmen				
G10	Das Ausmaß an Offenheit gegenüber Menschen aus anderen Abteilungen				
	Gesamtsumme Gemeinschaft				

Fairness

Der Schwerpunkt in diesem Bereich liegt auf Respekt und Fairness. Denken Sie an die wichtigen Entscheidungen, die die Qualität Ihres Arbeitslebens beeinflussen. Wie werden die Menschen um Sie herum behandelt, und wie behandeln Sie andere? In welchem Ausmaß sind Fairness und Respekt in Ihrer Firma erkennbar?

		Passt genau	Ungleichgewicht	Großes Ungleichgewicht	Summe
	Bewertung	0	1	2	
F1	Die Fähigkeit meines Abteilungsleiters, Angestellte fair zu behandeln				
F2	Die Fähigkeit des oberen Managements, Angestellte fair zu behandeln				
F3	Das Engagement des Managements, jedem die gleiche Beachtung zu schenken				
F4	Klare und offene Handhabung der Vergabe von Auszeichnungen und Beförderungen				
F5	Disziplinarverfahren sind detailliert festgelegt				
F6	Die Objektivität bei Entscheidungen hinsichtlich einer Gehaltserhöhung oder eines Bonusses				
F7	Die Objektivität bei Entscheidungen hinsichtlich Zeitplan oder Aufgaben				
F8	Das Ausmaß, in dem der Einzelne einen höflichen und respektvollen Umgang pflegt				
F9	Der Grad an kulturellem Feingefühl im Unternehmen				
F10	Die Verständigkeit des Unternehmens hinsichtlich unterschiedlicher Werdegänge und Fähigkeiten				
	Gesamtsumme Fairness				

Werte

Glauben Sie an das, was Sie tun? Dieser Bereich befasst sich mit Ihren Werten und wie diese mit denen Ihrer Firma zusammenpassen. Oder auch nicht. Denken Sie an die zentralen Themen, bei denen unterschiedliche Wertvorstellungen miteinander in Konflikt geraten.*

		Bewertung	Passt genau	Ungleichgewicht	Großes Ungleichgewicht	Summe
			0	1	2	
W1	Der Einsatz des Managements bei der Erfüllung seiner Aufgabe					
W2	Der Einfluss von Unternehmenswerten auf meine Arbeit					
W3	Der Einfluss von Unternehmenswerten auf alles, was das Unternehmen tut					
W4	Der Grad an Ehrlichkeit im Unternehmen					
W5	Die Gewissenhaftigkeit des Managements in der Bewahrung der Ehrlichkeit und der Integrität					
W6	Die Bereitschaft, persönliche Abstriche zu machen, um die Aufgabe des Unternehmens zu unterstützen					
W7	Die Möglichkeit, mit meiner Arbeit zur übergeordneten Gemeinschaft beizutragen					
W8	Mein Vertrauen darauf, dass die Aufgabe des Unternehmens sinnvoll ist					
W9	Der konstruktive Einfluss der Aufgabe und der Aktivitäten des Unternehmens					
W10	Der Beitrag des Unternehmens, die generelle Lebensqualität zu verbessern					
	Gesamtsumme Werte					
	Der Gesamtbetrag					

* Handelt die Firma entsprechend Ihren Vorstellungen. Handelt die Firma ihren firmeneigenen Wertvorstellungen gemäß?

Punkteauswertung

Die Auswertung des Tests gibt Ihnen eine Summe für jeden der sechs Strategiebereiche.

Dazu müssen Sie folgendermaßen vorgehen:

⊚ Machen Sie für jeden der sechs Bereiche für jeden Eintrag ein Häkchen in die Zelle unter „Passt genau", „Ungleichgewicht" oder „Großes Ungleichgewicht". Geben Sie dann für jeden Eintrag die Bewertungszahl (0, 1 oder 2) in die Spalte „Punkte" rechts ein.

⊚ Addieren Sie die Punkte in jedem strategischen Bereich und tragen Sie das Ergebnis in die Zelle „Summe" ein. Sie erhalten somit sechs Summenergebnisse, eines für jeden strategischen Bereich.

⊚ In die Zeile „Gesamtsumme" am Ende des Tests tragen Sie das Ergebnis aus den sechs Summen ein und dividieren es dann durch sechs.

Profil

Nun haben Sie die Informationen, um Ihr persönliches Profil grafisch darzustellen, welches Ihnen die strategische Richtung für Ihren Aktionsplan bietet.

Suchen Sie für jede der sechs Summen die entsprechende Zahl in der Skala an der linken Seite des Diagramms (siehe folgende Abbildung). Zeichnen Sie das Rechteck für jeden strategischen Bereich bis zur Höhe, die dem Ergebnis entspricht, ein. Das Ergebnis kann von 0 (gibt an, dass alles genau passt) bis maximal 20 (gibt ein großes Ungleichgewicht in jedem Punkt für den jeweiligen strategischen Bereich an) reichen. Siehe folgendes Diagramm.

Überprüfen Ihres Fortschritts

Vergleichen Sie dieses neue Profil mit dem Profil, das Sie zu Beginn des Prozesses erstellt haben. Verbesserungen werden durch niedrigere Balken gezeigt, da die Höhe der Balken den Ernst Ihres Ungleichgewichts darstellt.

⊚ Ist der Rückgang in dem Bereich des Arbeitslebens zu finden, auf den Sie Ihre Strategie konzentriert haben? Wenn ja, machen Sie so weiter. Es funktioniert!

⊚ Ist der Rückgang in anderen Bereichen des Arbeitslebens zu finden? Wenn ja, dann haben Ihre Strategien eine größere Wirkung als erwartet.

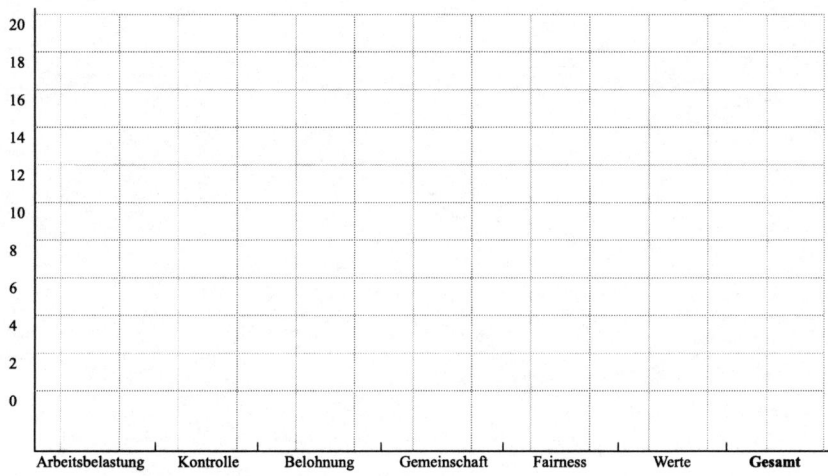

Höhere Werte der Balken zeigen, dass Sie an Boden verlieren.

⊚ Ist der Anstieg in dem Bereich des Arbeitslebens zu finden, auf den Sie Ihre Strategie konzentriert haben? Wenn ja, so benötigt Ihre Strategie eine Feinabstimmung oder sogar eine gründliche Überprüfung.

⊚ Ist der Anstieg in anderen Bereichen des Arbeitslebens zu finden? Wenn ja, so schaffen Ihre Strategien vielleicht unbeabsichtigte Probleme bei anderen Aspekten Ihres Arbeitslebens. Es ist an der Zeit, Ihre Situation und Ihre Strategie in einem breiteren Kontext zu überprüfen.

Website-Informationen

Wir laden Sie ein, die Website CORD.acadiau.ca zu besuchen, um weitere Informationen über unser Buch zu erhalten.

Auf dieser Website können Sie:

⊚ Fragen stellen.

⊚ Einer Diskussionsgruppe beitreten.

⊚ Aktuelle Informationen über die Bewältigung von Burnout finden.

⊚ Elektronische Kopien der in diesem Buch verwendeten Formulare downloaden.

⊚ Ein Profil erstellen, das Ihr Anfangsprofil mit Ihrem Nachkontrollprofil vergleicht.

Die Website ist als laufende Aktualisierung der Themen in diesem Buch konzipiert. Sie ist ein Mittel zur Schaffung einer Gemeinschaft von Menschen, die versuchen, die Qualität ihres Arbeitslebens zu verbessern.

Die Website wird vom Center for Organizational Research & Development (COR&D) an der Acadia University in Nova Scotia gewartet. COR&D stellt die Grundlage für unsere Forschungstätigkeiten und unsere internationale Arbeit mit Organisationen und Einzelpersonen dar. Vermutlich werden Sie sich auch für andere Teile der Website sowie für den Bereich über dieses Buch interessieren.

Die Autoren

Michael P. Leiter ist Professor für Psychologie an der Acadia University in Kanada und Leiter des Center for Organizational Research & Development (Zentrum für Organisationsforschung & Entwicklung), das hochqualitative Forschungsmethoden für Personalangelegenheiten, mit denen sich Unternehmen konfrontiert sehen, anwendet. Er ist Inhaber des Forschungslehrstuhls für Gesundheit und Wohlbefinden am Arbeitsplatz an der Acadia University.

Er hat Abschlüsse in Psychologie von der Duke University (Bachelor, BA), der Vanderbilt University (Master, MA) und der University of Oregon (Doktorat, Ph.D.). Er hält Lehrveranstaltungen über Organisationspsychologie und Stress an der Acadia University. Das Forschungszentrum stellt für Leiter und seine Studenten eine lebhafte Brücke zwischen Universitätsstudium und Organisationsberatung dar.

Leiter erhält seit zwanzig Jahren laufende Forschungsfinanzierung vom Social Sciences and Humanities Research Council of Canada (kanadischer Forschungsrat für Sozial- und Geisteswissenschaften) sowie von internationalen Stiftungen. Er ist als Berater aktiv an berufsbezogenen Angelegenheiten in Kanada, den USA und Europa beteiligt. Durch das Center for Organizational Research & Development hat er eine Eigenschaft der Umfrageforschung einer Feinabstimmung unterzogen, was bedeutende Forschungsprojekte, neue Ansätze der Datenanalyse sowie die Veröffentlichung neuer Umfragemaßstäbe zur Folge hatte. Dieser Zugang zum Organisationsleben entstand aus seiner umfassenden Beschäftigung mit Organisationen in Nordamerika und in Europa, die größere organisatorische Veränderungen durchmachten.

Christina Maslach ist Professorin für Psychologie und Leiterin für den Bereich Undergraduate Education an der University of California, Berkeley. Sie hat Forschungsarbeiten in Sozial- und Gesundheitspsychologie durchgeführt und ist als Pionierforscherin über Burnout am Arbeitsplatz und Autorin des weit verwendeten Maslach Burnout Inventory (MBI) bestens bekannt. Sie hat zahlreiche Artikel und Bücher geschrieben, darunter *Burnout: The Cost of Caring*, das von ihr mitherausgegebene Buch *Professional Burnout: Recent Developments in Theory and Research*, und zwei frühere Bücher mit Michael Leiter, *The Truth About Burnout* und *Preventing Burnout and Building Engagement*.

Aufgrund ihrer Errungenschaften in der Forschung wurde sie von der American Association for the Advancement of Science (Amerikanische Gesellschaft zur Förderung der Naturwissenschaften) „für ihre wegweisende Arbeit bei der Anwendung von Sozialpsychologie auf die Probleme der heutigen Zeit" geehrt. Maslach ist auch eine angesehene Lehrerin, die nationale Anerkennung erhielt und 1997 mit dem Titel „Professor des Jahres" der Carnegie Foundation ausgezeichnet wurde. Sie hat einen Abschluss in Sozialen Beziehungen vom Harvard-Radcliffe College (Abschluss magna cum laude, Bachelor of Arts) und ein abgeschlossenes Doktorat in Psychologie von der Stanford University.

Maslachs akademische Laufbahn war eigentlich ihre zweite Wahl; ursprünglich wollte sie Profi-Balletttänzerin werden. Sie pflegt ihre Leidenschaft für die darstellenden und schönen Künste und versucht, sie auch weiterhin so viel wie möglich zu leben.

Index

SpringerPsychologie

Christian Fazekas

Psychosomatische Intelligenz

Spüren und Denken – ein Doppelleben

2006. XII, 290 Seiten. 14 Abbildungen.
Gebunden **EUR 29,80**, sFr 48,50
ISBN 978-3-211-21107-6

Unserem Denken entspricht es, zwischen Körper und Geist zu spalten. Dies kann zu Einschränkungen im Umgang mit dem eigenen Körper und in der Nutzung unserer Intelligenz führen. Ausgehend von alltäglichen Auswirkungen ziehen die Autoren aufgrund jüngster Forschungsergebnisse und klinischer Erfahrungen einen ebenso einfachen wie überzeugenden Schluss: Menschliche Intelligenz beinhaltet auch Fähigkeiten, die sich auf den eigenen Körper beziehen und wohl gerade deswegen kaum Beachtung finden.

Im ersten Teil des Buches werden die Bereiche Psychosomatik und Emotionale Intelligenz vorgestellt, um daraus das innovative Konzept der „Psychosomatischen Intelligenz" zu entwickeln. Danach wird die potentiell zentrale Bedeutung dieses Begriffs für unseren Umgang mit Gesundheit, Individualität und sozialer Verantwortung veranschaulicht: Spüren und Denken könn(t)en einander sinnvoll ergänzen! MedizinerInnen, PsychologInnen, PsychotherapeutInnen und Laien lernen umfassend eine neue Sichtweise der Psychosomatik kennen.

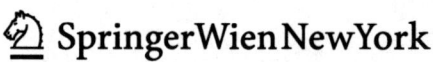 SpringerWienNewYork

P.O.Box 89, Sachsenplatz 4–6, 1201 Wien, Österreich, Fax +43.1.330 24 26, books@springer.at, **springer.at**
Haberstraße 7, 69126 Heidelberg, Deutschland, Fax +49.6221.345-4229, SDC-bookorder@springer.com, springer.com
P.O. Box 2485, Secaucus, NJ 07096-2485, USA, Fax +1.201.348-4505, service@springer-ny.com, springer.com
Preisänderungen und Irrtümer vorbehalten.

Springer und Umwelt

Lightning Source UK Ltd.
Milton Keynes UK
UKOW030132180512

192745UK00002B/1/P